Francisco Fajardo, D.O. M.O.C.O.E.
Licenciado en Osteopatía

**Dr. Académico de la Academia Costantiniana de Letras,
Arte y Ciencia de Palermo (Italia)**

*"En reconocimiento al excepcional mérito
al servicio de la cultura universal y por la afirmación
del valor en el conocimiento humano"*

APROXIMACIÓN OSTEOPÁTICA A LOS **TRASTORNOS DEL SUEÑO**

Editorial Dilema
Madrid, 2024

© **Aproximación osteopática a los trastornos del sueño**
© Francisco Fajardo Ruiz, D.O. M.O.C.O.E., 2024
© Editorial Dilema, 2024
Ibáñez Marín, 11 - 28019, Madrid
Teléfonos: 91 472 90 71 y 670 367 479
info@editorialdilema.com
www.editorialdilema.com
ISBN: 978-84-9827-672-5
Depósito Legal: M-20208-2024

Maquetación: Carmen Alvear Guallart
Portada: María Pérez Aguilera
        mariap.aguilera@gmail.com

Impreso en España - *Printed in Spain*

APROXIMACIÓN OSTEOPÁTICA A LOS **TRASTORNOS DEL SUEÑO**

ÍNDICE

PRÓLOGO

Dentro de los innumerables trastornos y disfunciones que padece el ser humano, los trastornos del sueño se encuentran entre los más comunes.

Los osteópatas sabemos la importancia que representa el hecho de "dormir bien". Un sueño reparador, restaura las principales funciones químico-fisiológicas del organismo y es, con total seguridad, uno de los pilares fundamentales de la salud.

Dentro de la anamnesis a nuestros pacientes, es imprescindible que preguntemos ¿que tal duermes? Nos sorprenderemos de que más de la mitad de la población (58 % en España) duermen mal.

Dentro del conocimiento que tiene el osteópata, a nivel emocional, estructural, visceral, craneal, hormonal, nutricional y, en definitiva, el razonamiento del cuerpo como unidad funcional global y la interacción entre los diferentes sistemas, esto nos posiciona en un nivel privilegiado para abordar con éxito este tipo de trastornos.

Vamos a adentrarnos en las principales etiologías que producen los trastornos del sueño.

Esta obra, continuación y evolución de mi anterior libro *Los trastornos del sueño y su curación mediante la osteopatía*, se centra en el abordaje terapéutico de la principal etiología de los trastornos del sueño (90%), el estrés y los problemas psicobiológicos.

Espero que tras la lectura de esta obra… nada te quite el sueño.

Francisco Fajardo, D.O. M.O.C.O.E.
Donostia, junio de 2024

CAPÍTULO 1

EL SUEÑO, SUS FASES, BENEFICIOS Y TRASTORNOS PRINCIPALES

1.1. EL SUEÑO

Pasamos alrededor de un tercio de nuestra vida durmiendo. Dormir es esencial y casi tan importante para nuestro cuerpo como respirar, comer y beber. Con un sueño bueno y suficiente, podemos mantener una buena salud física y mental.

El sueño es un período de inconsciencia durante el cual el cerebro permanece sumamente activo. Es un proceso biológico complejo que ayuda a las personas a procesar nueva información, a mantenerse saludables y a rejuvenecer. Es una parte integral de la vida cotidiana, que permite restablecer las funciones físicas y psicológicas esenciales para un pleno rendimiento.

El sueño ha sido y sigue siendo uno de los enigmas de la investigación científica, y aun a día de hoy, tenemos grandes dudas sobre él. De ser considerado un fenómeno pasivo en el que parecía no ocurrir aparentemente nada, se ha pasado a considerar a partir de la aparición de técnicas de medición de la actividad eléctrica cerebral, un estado de conciencia dinámico en que podemos llegar a tener una actividad cerebral tan activa como en la vigilia y en el que ocurren grandes modificaciones del funcionamiento del organismo; cambios en la presión arterial, la frecuencia cardiaca y respiratoria, la temperatura corporal, la secreción hormonal, entre otros.

Cada noche, mientras dormimos, pasamos por diferentes fases o estadios de sueño que se suceden con un patrón repetido a lo largo de cuatro a seis ciclos de sueño durante toda la noche. Todos estos estadios se incluyen en dos grandes fases de sueño, con grandes diferencias en cuanto a actividad muscular, cerebral y movimientos oculares.

1.2. FASES DEL SUEÑO

El sueño consta de cinco fases o estadios, cada una de las cuales cumple una función diferente.

Resulta interesante notar que si se despierta a alguien a los 35 minutos aproximados de haber comenzado el sueño, se lo despierta antes de que ingrese en la etapa de sueño profundo, con lo cual habrá descansado pero no se sentirá aturdido. Sin embargo, si se despierta a la persona una hora después de comenzado el sueño, se interrumpe la etapa de sueño profundo, con lo cual costará despabilarse rápidamente y la persona estará de mal humor.

- **Fase 1.** Es una fase de transición de la vigilia del sueño. La respiración disminuye, aparecen las ondas alfa (que generan pensamientos creativos) cuando cierras los ojos para dormir. Es un estadio de sueño ligero. Es fácil oír ruidos no muy fuertes. Se producen las imágenes, que son distintos de las ensoñaciones y de los sueños. Son imágenes fantásticas o experiencia sensorial sin estímulos y por eso parecen alucinaciones. Duración: 15 minutos desde que cerramos los ojos para dormir, pero 5 minutos de sueño real.
- **Fase 2.** El sueño y el descanso son más profundos, pero uno puede ser despertado sin gran dificultad. El cerebro comienza a trabajar reorganizando información adquirida durante el día. Duración: 20 minutos.
- **Fase 3.** Se registran ondas lentas y amplias llamadas ondas delta. Es el comienzo del sueño profundo, en el que cuesta mucho despertar al durmiente. Duración: 5 a 20 minutos.

- **Fase 4.** Continúan las ondas delta. El sueño es profundo, es el momento en que las personas caminan dormidas y los niños mojan la cama. El cerebro todavía procesa algunos estímulos y por eso podemos estar moviéndonos en la cama y no caernos. Este proceso dura al menos una hora.
- **EL SUEÑO MOR-REM o Fase 5.** Es la más interesante de las fases porque es la fase de los sueños. Duración: en su primera aparición dura unos 10 minutos y en los siguientes la duración es más larga.

  El ultimo sueño MOR dura entre 30 y 40 minutos. En él se producen los movimientos oculares rápidos, incluso movimientos independientes de cada ojo. Estos movimientos indican el comienzo de un sueño. Se producen cambios súbitos de las pupilas, la respiración es rápida e irregular, aparecen finos movimientos de los dedos.

  Hay una parálisis muscular aunque pueden producirse sacudidas. Los restantes 30 minutos son de un estado de sueño profundo. Existe una gran actividad interna cerebral, sin embargo el cuerpo exteriormente está totalmente inmóvil, cosa que evita que actuemos en nuestros sueños en la vida real moviéndonos, dado que se trata de sueños que el cerebro vive como si fueran una realidad. Cuando se despierta una persona durante el sueño MOR más del 80% recuerdan claramente el sueño que estaban teniendo.

  Usualmente, este ciclo se repite en forma ascendente y descendente (fases 1-2-3-4-3-2-1-5). El primer ciclo completo de la noche dura una hora y media. Todo se repite de cuatro a seis veces a lo largo de la noche, y en cada vuelta el ciclo dura un poco más.

1.3. BENEFICIOS DE UN SUEÑO REPARADOR

Nuestro cerebro, energía física y nuestra memoria se recuperan cuando dormimos. Por lo tanto, para alcanzar su máximo potencial es necesario dormir lo suficiente. A largo plazo, dormir muy poco puede tener graves consecuencias.

A partir del tercer día sin dormir, el riesgo de muerte es latente y esta privación de sueño puede ser mortal.

Aunque el récord del mundo esté en los 11 días (Randy Gardner de 17 años, que estableció este record mundial de tiempo sin dormir. Lo hizo para su proyecto de ciencias).

El sueño es especialmente relevante para la salud cerebral, los procesos mentales y nuestra calidad de vida. El **sueño reparador** se relaciona con la mejor capacidad de atención, la memoria y la toma de decisiones. Lo cual, se debe a la arquitectura y las diferentes fases del sueño en las que acontecen procesos neurológicos y cognitivos esenciales que protegen y promueven la salud del cerebro:

- Especialmente durante la fase REM **se consolida la memoria y los nuevos aprendizajes** mediante un mecanismo de "poda sináptica" encargado de eliminar o fortalecer las conexiones entre neuronas. Y en esta dirección apuntan los estudios que han detectado una mayor actividad en las áreas cerebrales que gestionan la memoria y las emociones frente a las demás etapas donde no hay capacidad de grabación de la memoria.

- Se realizan **tareas de limpieza de toxinas y proteínas** como la beta-amiloide y Tau (implicadas en las demencias) a través del recientemente descubierto, **sistema glinfático.**

  El sistema glinfático es un complejo conjunto de estructuras cuya principal función es servir como drenaje y con ello contribuir a la homeostasis del cerebro y su vigilancia inmunológica. Una condición fundamental para el funcionamiento del sistema glinfático, es que su actividad depende de la hora del día, ya que se ha demostrado que durante el sueño la actividad de este sistema mejora drásticamente, mientras que durante la vigilia se suprime. Sobre este hecho, se confirmó en un estudio de larga duración, que existe una relación directa entre la privación de sueño y el desarrollo de enfermedades neurodegenerativas.

- Durante el sueño profundo (etapas 3 y 4 de la fase NREM) **se activan mecanismos neuroprotectores, antiinflamatorios y antioxidantes** que protegen al cerebro del deterioro. El sueño, como un **periodo de restauración fisiológica,** combatiría el cansancio tanto físico como neurológico que genera el organismo durante la vigilia. Esta línea de pensamiento utiliza a su favor las evidentes alteraciones cognitivas que sobrevienen tras la falta de sueño, disminución del rendimiento intelectual, problemas de memoria y alteraciones en el estado de ánimo como irritabilidad y depresión.

- **Dormir bien previene los accidentes cerebrovasculares.** Según una publicación de la Clínica Mayo, en Estados Unidos, el déficit de sueño incrementaría las probabilidades de sufrir un accidente cerebrovascular. Así, aquellas personas que duermen menos de seis horas tienen hasta un 400% más de riesgo de presentar un accidente cerebrovascular que aquellas que duermen al menos 7 horas.
- **Dormir bien previene la diabetes.** Dormir poco también podría aumentar el riesgo de sufrir diabetes. Los adolescentes que no duermen bien ofrecen más resistencia a la insulina.
- **Dormir bien alarga la vida.** Según otra investigación publicada en la revista Journal Sleep, aquellas personas que duermen menos de 7 horas tienen una esperanza de vida más corta.

La evidencia científica indica que **la calidad del sueño es uno de los elementos del estilo de vida saludable que más colaboran en la salud física y mental.** Por esa razón, a lo largo de las últimas décadas, se han desarrollado ensayos centrados en intervenciones que combinan terapias de sueño con el resto de los hábitos saludables – dieta equilibrada, no fumar ni beber, el ejercicio, la salud mental– y su capacidad para prevenir enfermedades neurodegenerativas. En una investigación se sugiere un efecto sinérgico entre las variables del estilo de vida. Así como, que su capacidad preventiva es independiente de los factores genéticos, por lo que, adoptar estos hábitos podrían decantar la balanza hacia un mejor estado de salud.

En el caso de las personas que ya padecen los síntomas de la demencia, la promoción de un sueño de calidad es una intervención terapéutica innovadora y prometedora para ralentizar y tratar el deterioro cognitivo. La cual, se muestra especialmente efectiva cuando se combina con el ejercicio moderado o las terapias de luz para regular el ciclo de sueño-vigilia.

Por otro lado, los trastornos de sueño son comunes en las personas con deterioro cognitivo, y en muchas ocasiones, es un síntoma precoz que se considera un factor de riesgo de la enfermedad. Un metaanálisis sobre el papel terapéutico del sueño reparador en personas con Alzheimer señala que diagnosticar y tratar los trastornos de sueño asociados como el insomnio, la apnea obstructiva o el síndrome de piernas inquietas colabora en la mejora de los síntomas de la enfermedad. En este sentido, los autores enfatizan la importancia de hacer cribados para la apnea en ensayos clínicos para estos pacientes.

Un buen descanso ha demostrado ser de gran ayuda en muchos factores. Entre los **principales beneficios del sueño reparador** encontramos los siguientes:

1. Mejora la memoria y el aprendizaje.
Dormir ayuda a consolidar la memoria emocional selectiva y a organizar información relevante del cerebro.

2. Dormir en pareja alivia el estrés.
Dormir en pareja nos transmite mayor seguridad y disminuye los niveles de cortisol, hormona que produce el estrés.

3. Nos hace más atractivos.
Las personas que duermen bien durante la noche, tienen un aspecto más atractivo y saludable cada mañana.

4. Favorece la ética.
El sueño puede incitar a determinadas conductas que se salen de los límites de la ética, como robar o mentir.

5. Previene enfermedades.
Un buen descanso actúa a modo de limpieza, eliminando ciertas toxinas que pueden conllevar a enfermedades severas.

6. Reparación física.
Durante el sueño, la frecuencia cardiaca, el ritmo respiratorio y la presión arterial disminuyen, liberando así la hormona del crecimiento. Esta hormona es la responsable de reparar los tejidos dañados.

7. Menos arrugas.

El proceso de reparación celular se potencia más durante la noche. Es por ello que existan cremas de acción nocturna.

8. Buena salud coronaria.

La falta de sueño se relaciona con el aumento de la proteína C-reactiva, una proteína que suele anunciar problemas cardiacos.

9. Buen humor.

Dormir menos de lo necesario altera los procesos neuronales que rigen nuestro comportamiento, acabando con nuestro buen humor.

10. Más creatividad.

Los mismos procesos neuronales fomentan el camino para liberar toda nuestra imaginación.

11. Agilidad mental.

La falta de sueño aumenta el tiempo de respuesta y la facilidad para cometer errores.

12. Impulso deportivo.

Al entrenar causamos microrroturas en las fibras musculares. Es por ello, que necesitamos un sueño reparador para regenerar esas fibras musculares.

13. Mejora el sistema inmune.

Los procesos inmunológicos se regulan por ciclos de 24 horas. La falta de sueño interfiere en el buen funcionamiento de estos ciclos y nos dejan desprotegidos ante invasiones externas.

14. Reduce la depresión.

Cuando dormimos, el cuerpo se relaja y eso facilita la producción de melatonina y serotonina. Estas hormonas contrarrestan los efectos de las hormonas del estrés y nos ayudan a ser más felices y emocionalmente más fuertes.

1.4. LOS TRASTORNOS DEL SUEÑO

Los trastornos del sueño o desórdenes del sueño (también conocidos con el nombre de enfermedades del sueño o incluso trastornos del dormir), son un amplio grupo de padecimientos que afectan el desarrollo habitual del ciclo sueño-vigilia. Algunos trastornos del sueño pueden ser muy graves e interferir con el funcionamiento físico, mental y emocional del individuo.

El sueño es algo necesario para sobrevivir y gozar de buena salud. Las necesidades individuales de sueño varían ampliamente según la edad. Ver tabla 1.

En general, las personas duermen de noche aunque muchas lo hacen durante el día debido a sus horarios de trabajo, situación que a menudo ocasiona trastornos del sueño. Muchos de los trastornos del sueño son frecuentes.

Muchos factores, como la excitación o el estrés emocional, pueden determinar las horas de sueño de una persona y cómo se siente al despertar. Los medicamentos también pueden desempeñar un papel, algunos producen somnolencia mientras que otros dificultan el sueño. Incluso ciertos alimentos o aditivos como la cafeína, las especias fuertes y el glutamato monosódico pueden afectar al sueño.

Así mismo, los osteópatas conocemos ciertas disfunciones estructurales, viscerales o cranealess que pueden afectar a la calidad del sueño, y que desarrollaremos en esta obra.

TABLA 1. HORAS DE SUEÑO RECOMENDADAS POR EDADES	
GRUPO DE EDAD	HORAS DE SUEÑO RECOMENDADAS
Recién nacido	16 a 20 horas diarias
Bebés de 4 a 12 meses	De 12 a 16 horas diarias, incluidas las siestas
De 1 a 2 años	De 11 a 14 horas diarias, incluidas las siestas
De 3 a 5 años	De 10 a 13 horas diarias, incluidas las siestas
De 6 a 12 años	De 9 a 12 horas diarias
De 13 a 18 años	De 8 a 10 horas diarias
Adultos	7-8 horas diarias

1.4.1. ¿CUANTO TIEMPO DEBE DURAR UNA SIESTA?

Hay muchos estudios sobre este tema. No existe una regla mágica para la siesta perfecta, porque en cada caso su duración va asociada a distintos beneficios, como lo exponemos a continuación.

La microsiesta (menos de 5 minutos)

Este tipo de siesta no reporta muchos beneficios psicológicos ni físicos, pero si estás cansado te ayudará a combatir un poco la somnolencia.

La siesta corta (10-20 minutos)

En este tipo de siesta el cerebro estará la mayor parte del tiempo en el sueño ligero (fases 1 y 2), pero puede experimentar una pequeña cantidad de sueño profundo (fases 3 y 4) hacia el final de la sesión. La gran cantidad de sueño ligero hará que al despertarte te sientas mucho más despejado y centrado. Las pruebas apuntan también a que este tipo de siesta ayuda a mejorar la «memoria muscular» de nuevas destrezas y capacidades, y reporta varios beneficios para la salud, entre ellos, una menor presión sanguínea.

La siesta larga (20-60 minutos)

En esta siesta más larga, tu cerebro pasa mucho tiempo tanto en el sueño ligero como en el profundo. Además de todos los beneficios relacionados con la siesta corta, esta te potenciará la capacidad de aprender hechos y cifras. Asimismo, tu cerebro empezará a liberar hormonas del crecimiento, lo cual hará que al despertar te sientas con más energía. Sin embargo, es posible que despiertes un poco confuso, porque lo haces desde el sueño profundo, pero se te pasará en unos treinta minutos.

La siesta completa (60-90 minutos)

En esta siesta, tu cerebro completa un ciclo del sueño, pasando por el sueño ligero, el sueño profundo y la fase REM. Estas siestas tienen los beneficios de la siesta larga y, además, el estado REM ayuda

a mejorar el pensamiento creativo y la capacidad de entender concep-
tos abstractos. Además, no tienes por qué sentirte confuso cuando te
despiertes, porque lo harás después de una fase REM.

¿Cuál es la mejor hora para la siesta?

La mayoría de las personas siente necesidad de dormir un poco
hacia las 2 o las 3 de la tarde porque es el momento en que una bajada del ritmo circadiano hace que se sientan especialmente cansadas
y somnolientas. Sin embargo, Sara Mednick, especialista en sueño
de la Universidad de California, ha observado que la hora a la que te
despiertas por la mañana influye en la hora a la que necesitas dormir
un poco por la tarde. En su libro "¡Duerme la siesta! Cambia tu vida",
Mednick dice que la siesta perfecta debe ser de noventa minutos, y
tener la misma cantidad de sueño ligero, sueño profundo y REM que
tenemos por la noche. Según sus estudios, esta peculiar combinación
es la que con mayor probabilidad reporta los máximos beneficios psicológicos y físicos. Si quieres comprobar la teoría de Mednick, utiliza
la tabla siguiente para averiguar cuándo te conviene hacer la siesta.

TABLA 2. HORAS PERFECTAS PARA LA SIESTA	
HORA A LA QUE NOS DESPERTAMOS POR LA MAÑANA	HORA PERFECTA PARA LA SIESTA
6:00	13:30
6:30	13:45
7:00	14:00
7:30	14:15
8:00	14:30
8:30	14:45
9:00	15:00

1.4.2. LOS TRASTORNOS DEL SUEÑO MÁS FRECUENTES

- **Apnea del sueño:** donde la persona hace una o más pausas en la
  respiración o tiene respiraciones superficiales durante el sueño.

- **Enuresis:** es cuando la persona se orina en la cama durante el sueño; generalmente le pasa a los niños.
- **Insomnio:** es sueño insuficiente, intranquilo, de mala calidad, o no restaurador.
- **Síndrome de piernas inquietas:** este es un trastorno en el cual se desea o necesita mover las piernas para interrumpir sensaciones molestas.
- **Terrores nocturnos:** este trastorno se caracteriza por el despertar abrupto y aterrorizado de la persona.
- **Sonambulismo:** las personas caminan o realizan otra actividad estando aún dormidas.
- **Narcolepsia:** es cuando la persona sufre un gran sueño durante todo el día aunque hayan dormido sus horas completas la noche anterior. De repente, uno se duerme sin querer a cualquier hora del día. Se produce entre los 10 y los 25 años prioritariamente.
- **Hipersomnia:** es más común que la narcolepsia y en apariencia se le asemeja. Sin embargo, se distingue fundamentalmente en que el impulso de dormir es menos poderoso. Se trata más bien de una somnolencia persistente con episodios de sueño muy prolongados.

A. DISOMNIAS

Las disomnias son alteraciones del sueño que hacen difícil conciliar el sueño, o mantenerse dormido.

1. Insomnio primario

A. El síntoma predominante es la dificultad para iniciar o mantener el sueño, o no tener un sueño reparador, durante al menos un mes.

B. La alteración del sueño (o la fatiga diurna asociada) provoca malestar clínicamente significativo o deterioro social, laboral o de otras áreas importantes de la actividad del individuo.

C. La alteración del sueño no aparece exclusivamente en el transcurso de la narcolepsia, el trastorno del sueño relacionado con la respiración, el trastorno del ritmo circadiano o una parasomnia.

D. La alteración no aparece exclusivamente en el transcurso de otro trastorno mental (p. ej., trastorno depresivo mayor, trastorno de ansiedad generalizada, delírium).

E. La alteración no es debida a los efectos fisiológicos directos de sustancia (p. ej., drogas, fármacos) o de una enfermedad médica.

2. Hipersomnia primaria

A. El motivo principal de consulta es la presencia de somnolencia excesiva como mínimo durante 1 mes (o menos si se trata de la forma recurrente), tal y como ponen de evidencia episodios prolongados de sueño nocturno o episodios de sueño diurno que tienen lugar casi cada día.

B. La somnolencia excesiva provoca un malestar clínicamente significativo o deterioro social, laboral, o de otras áreas importantes de la actividad del individuo.

C. La somnolencia excesiva no puede explicarse mejor por la presencia de un insomnio y no aparece exclusivamente en el transcurso de otro trastorno mental (p. ej., narcolepsia, trastorno del sueño relacionado con la respiración, trastorno del ritmo circadiano o parasomnia) y no puede atribuirse a una cantidad inadecuada de sueño.

D. La alteración no aparece exclusivamente en el transcurso de otro trastorno mental. (En el caso de que la hipersomnia esté relacionada con otro trastorno mental, ver hipersomnia relacionada con otro trastorno mental).

E. La alteración no se debe a los efectos fisiológicos directos de una sustancia (p. ej., drogas, fármacos) o de una enfermedad médica.

3. Narcolepsia

A. Ataques de sueño reparador irresistibles que aparecen diariamente durante un mínimo de 3 meses.

B. Presencia de uno o ambos de los siguientes síntomas:
  1. Cataplejía (es decir, episodios breves y súbitos de pérdida bilateral del tono muscular, la mayoría de las veces en asociación con emociones intensas).

2. Intrusiones recurrentes de elementos del sueño REM en las fases de transición entre el sueño y la vigilia, tal y como indican las alucinaciones hipnagógicas o hipnopómpicas o las parálisis del sueño al principio o al final de los episodios de sueño.

C. La alteración no se debe a los efectos fisiológicos directos de una sustancia (p. ej., drogas, fármacos) o de una enfermedad médica.

4. Trastorno del sueño relacionado con la respiración

A. Desestructuración del sueño que provoca somnolencia excesiva o insomnio y que se considera secundaria a una patología respiratoria relacionada con el sueño (p. ej., síndromes de apnea obstructiva del sueño o de apnea central del sueño o de hipoventilación alveolar central).

B. La alteración no se explica mejor por la presencia de otro trastorno mental y no se debe a los efectos fisiológicos directos de una sustancia (p. ej., drogas, fármacos) o de otra enfermedad médica (diferente de un trastorno de la respiración relacionado con el sueño).

5. Trastorno del ritmo circadiano (llamado antes trastorno del ritmo sueño-vigilia)

A. Presencia persistente o recurrente de un patrón de sueño desestructurado que obedece a una mala sincronización entre el sistema circadiano endógeno de sueño-vigilia del individuo, por una parte, y las exigencias exógenas de espaciamiento y duración del sueño, por otra.

B. Las alteraciones del sueño provocan un malestar clínicamente significativo o deterioro social, laboral o de otras áreas importantes de la actividad del individuo.

C. Las alteraciones del sueño no aparecen exclusivamente en el transcurso de otro trastorno del sueño u otro trastorno mental.

D. El trastorno no se debe a los efectos fisiológicos directos de una sustancia (p. ej., drogas, fármacos) o de una enfermedad médica.

Especificar tipo:
- Tipo sueño retrasado: patrón de sueño persistente que consiste en acostarse y despertarse tarde, con incapacidad para conciliar el sueño y levantarse a horas más tempranas pese a desearlo.
- Tipo jet lag: somnolencia y estado de alerta presentes en momentos del día inadecuados, y que aparece después de repetidos viajes transmeridionales a zonas con diferente horario.
- Tipos cambios de turno de trabajo: insomnio que aparece durante las horas que el individuo debería dormir o somnolencia excesiva durante las horas en que debería estar despierto, debido a un turno de trabajo nocturno o a un cambio repetido del turno de trabajo.
- Tipo no especificado.

B. Parasomnias

Las parasomnias son trastornos de la conducta durante el sueño asociado con episodios breves o parciales de despertar, sin que se produzca una interrupción importante del sueño ni una alteración del nivel de vigilia diurno.

1. Pesadillas (llamado antes trastorno por sueños angustiosos)

A. Despertares repetidos durante el período de sueño mayor o en las siestas diurnas, provocados por sueños extremadamente terroríficos y prolongados que dejan recuerdos vividos, y cuyo contenido suele centrarse en amenazas para la propia supervivencia, seguridad o autoestima. Los despertares suelen ocurrir durante la segunda mitad del período de sueño.

B. Al despertarse del sueño terrorífico, la persona recupera rápidamente el estado orientado y despierto (a diferencia de la confusión y desorientación que caracterizan los terrores nocturnos y algunas formas de epilepsia).

C. Las pesadillas, o la alteración del sueño determinada por los continuos despertares, provocan malestar clínicamente significativo o deterioro social, laboral o de otras áreas importantes de la actividad del individuo.

D. Las pesadillas no aparecen exclusivamente en el transcurso de otro trastorno mental (p. ej., delírium, trastorno por estrés pos-traumático) y no se deben a los efectos fisiológicos directos de una sustancia (p. ej., drogas, fármacos) o de una enfermedad médica.

2. Terrores nocturnos

A. Episodios recurrentes de despertares bruscos, que se producen generalmente durante el primer tercio del episodio de sueño mayor y que se inician con un grito de angustia.

B. Aparición durante el episodio de miedo y signos de activación vegetativa de carácter intenso, por ejemplo, taquicardia, taquip-nea y sudoración.

C. El individuo muestra una falta relativa de respuesta a los es-fuerzos de los demás por tranquilizarle.

D. Existe amnesia del episodio: el individuo no puede describir recuerdo alguno detallado de lo acontecido durante la noche.

E. Estos episodios provocan malestar clínicamente significativo o deterioro social, laboral, o de otras áreas importantes de la actividad del individuo.

F. La alteración no se debe a los efectos fisiológicos directos de una sustancia (p. ej., drogas, fármacos) o de una enfermedad médica.

3. Sonambulismo

A. Episodios repetidos que implican el acto de levantarse de la cama y andar por las habitaciones en pleno sueño, que tienen un lugar generalmente durante el primer tercio del período de sueño mayor.

B. Durante estos episodios, el individuo tiene una mirada fija y perdida, se muestra relativamente arreactivo a los intentos de los demás para establecer un diálogo con él y solo puede ser desper-tado a base de grandes esfuerzos.

C. Al despertar (tanto en pleno episodio como a la mañana si-guiente), el sujeto no recuerda nada de lo sucedido.

D. A los pocos minutos de despertarse del episodio de sonambu-lismo, el individuo recobra todas sus facultades y no muestra afectación del comportamiento o las actividades mentales (aunque en un primer momento puede presentar confusión o desorientación).

E. Los episodios de sonambulismo provocan malestar clínicamente significativo o deterioro social, laboral o de otras áreas importantes de la actividad del individuo.

F. La alteración no se debe a los efectos fisiológicos directos de una sustancia (p. ej., drogas, medicamentos) o de una enfermedad médica.

Otros trastornos del sueño

• Trastornos del sueño relacionados con otro trastorno mental
• Trastorno del sueño debido a una enfermedad
• Trastorno del sueño inducido por consumo de sustancias

1.5. ÁREAS RESPONSABLES DEL CONTROL DEL SUEÑO

En la regulación del ciclo sueño-vigilia interviene todo el SNC, aunque existen áreas con mayor implicación. El sueño se produce por un proceso inhibidor activo (Kilduff, 2008). El ciclo sueño-vigilia se regula mediante una red neuronal compleja que induce activaciones e inhibiciones que dan como resultado la vigilia o el sueño. El control del sueño, a nivel cerebral, se regula principalmente en tres centros:

• El hipotálamo
• La epífisis
• El tronco cerebral

Cualquier enfermedad, parasitismo o trastorno en una de estas áreas puede repercutir de manera directa y proporcional sobre la calidad del sueño.

1.5.1. HIPOTÁLAMO

Ver figura 1.

El hipotálamo es una pequeña pero importante parte del cerebro. Contiene varios núcleos pequeños con una variedad de funciones. Juega un papel importante en el sistema nervioso, así como en el sistema endocrino. Está vinculada a otra glándula pequeña y vital, llamada la glándula pituitaria (hipófisis).

Ubicación

El hipotálamo está situado debajo del tálamo y justo encima del tronco encefálico. Forma la parte anterior del diencéfalo. Todos los cerebros vertebrados contienen un hipotálamo. En los seres humanos, es aproximadamente del tamaño de una almendra.

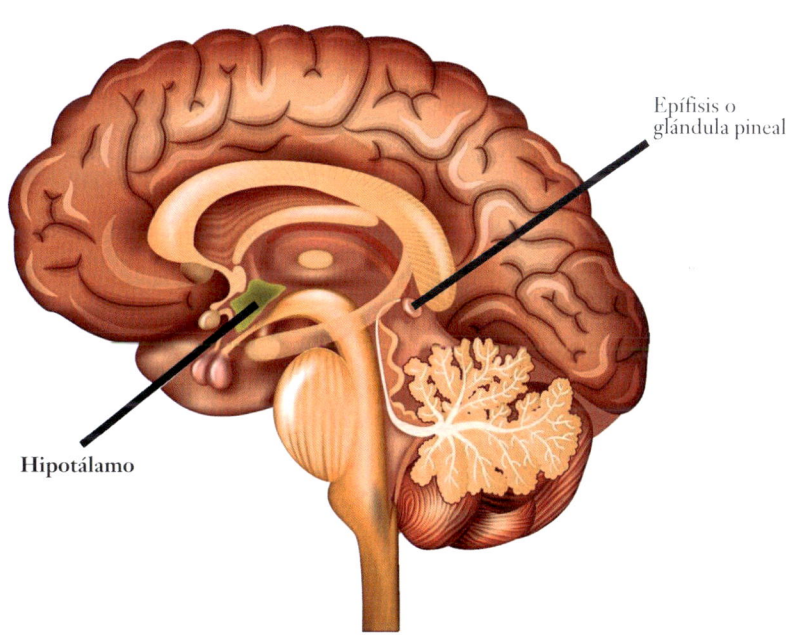

Epífisis o glándula pineal

Hipotálamo

Figura 1. El Hipotálamo

Funciones

Una de las funciones vitales que tiene el hipotálamo es el manejo de nuestro sistema interno, de la homeostasis o equilibrio interno. Este control lo hace a través de dos vías: vía endocrina y vía de S.N.A.

a. Vía Nerviosa

- El Hipotálamo además controla el sistema nervioso autónomo. Distintos centros del hipotálamo ajustan y coordinan actividades de centros visceromotores del tronco encefálico y de la médula espinal, para regular el funcionamiento del corazón (frecuencia), presión arterial, respiración, actividad digestiva, etc.
- Por ejemplo, si estimulamos al hipotálamo anterior es como si estimuláramos al Sistema Parasimpático y si estimulamos al hipotálamo posterior es como estimular al Sistema Simpático.
- Por lo tanto, el hipotálamo se relaciona con la coordinación entre funciones voluntarias y autonómicas. Cuando un individuo enfrenta situaciones estresantes, el corazón late a un ritmo más acelerado, la frecuencia respiratoria se altera, se puede producir sudoración, redistribución de flujo sanguíneo, etc.
- También tiene función reguladora de temperatura, sueño y vigilia, es decir, ritmo circadiano.
- Una lesión del hipotálamo posterior produce sueño.
- El Núcleo Ventromedial es el de la saciedad.

b. Vía Endocrina

- Por esta vía, el hipotálamo genera sus propias hormonas a través del Núcleo Paraventricular y Supraóptico, las cuales van a ir a almacenarse en la Hipófisis. Así también, va a generar Neurosecreción (factores liberadores) que van a estimular la Neurohipófisis.
- Van a existir Factores Liberadores para cada una de las Hormonas Trofinas que hay en la Adenohipófisis.
- Estos factores liberadores drenan a través del Sistema Porta Hipofisiario y van a estimular a las células que forman hormonas como: Tirotropinas, Gonadotropinas, Prolactina y todas aquéllas hormonas que son estimulantes de otras glándulas.

- En cambio, la Neurohipófisis tiene sus propias hormonas que son la: ADH (hormona antidiurética) y la Oxitocina (participa en la contracción de la musculatura lisa uterina).

Otras funciones:

- Participación en comportamientos emotivos. Específicas regiones del hipotálamo se activan para llevar a cabo comportamientos específicos. Por ejemplo, cuando se activan los centros del hambre (hipotálamo lateral), se producen deseos de comer o cuando se activan los centros de la sed dan deseos de ingerir líquidos.
- Control de actividades somatomotoras involuntarias. El hipotálamo es capaz de dirigir patrones somatomotores asociados a emociones de rabia, placer, dolor, actividad sexual, etc.
- Participa en la regulación de la temperatura corporal. En estos mecanismos, permite la coordinación con otras regiones del sistema nervioso para inducir mecanismos de producción o disipación del calor.
- Controla los ritmos circadianos. El **núcleo supraquiasmático**, figura 2, es uno de los centros que coordina los ciclos que tienen que ver con la luz y la oscuridad. Este núcleo recibe conexiones directas de la retina y permite, a través de conexiones con otras áreas del hipotálamo, actuar en conjunto con la glándula pineal y la formación reticular, en la regulación de estos ciclos que se repiten a lo largo del tiempo.
El núcleo supraquiasmático (NSQ) es el principal reloj biológico de los mamíferos y sincroniza la actividad de la glándula pineal al ciclo luz-oscuridad a través de una vía polisináptica. El efecto de asa de retroalimentación neuroendocrina se lleva a cabo por la melatonina.

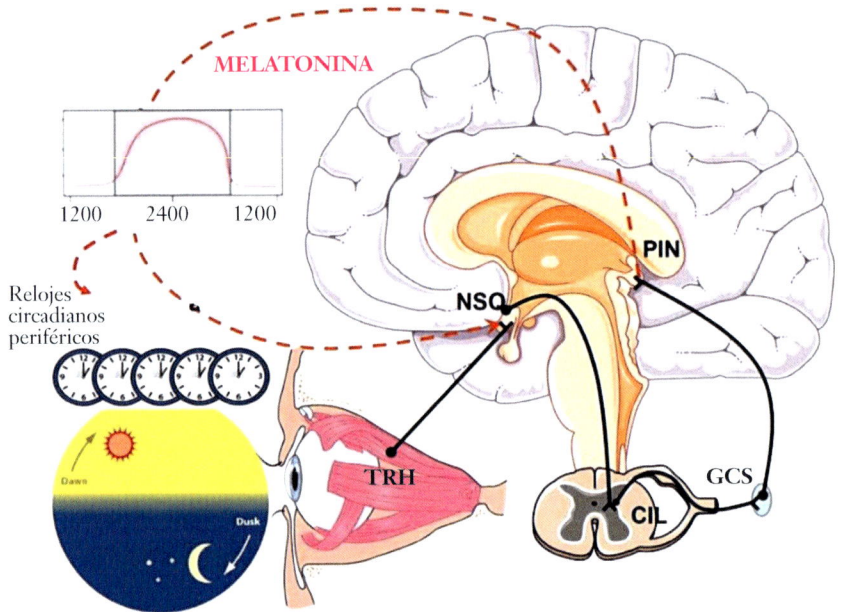

Figura 2. Vía de control neural de la síntesis de melatonina pineal.
Comprende el circuito neuronal siguiente:
Retina - tracto retinohipotalámico (TRH) - núcleo supraquiasmático (NSQ) - hipotálamo periventricular - columna intermediolateral torácica de la médula espinal (CIL) - ganglio cervical superior (GCS) - nervios carotídeos internos - glándula pineal. La melatonina.

Comentario osteopático

El Diafragma de la silla turca se extiende horizontalmente, cubriendo la silla turca, e insertándose en los bordes laterales donde se funde con la duramadre. Rodea la hipófisis y se une a la silla turca. Presenta conexión con el esfenoides a través de la unión que tiene con la tienda del cerebelo, dejando penetrar el pedúnculo de la hipófisis a través del hiato diafragmático.

A su vez, la hipófisis es controlada por el hipotálamo y por los niveles en la sangre de las hormonas que fabrica las glándulas que ella misma regula, estableciéndose así un complejo mecanismo de influjo mutuo que denominamos de "retroalimentación".

Por lo tanto, el tratamiento del esfenoides se muestra imprescindible en los problemas de la hipófisis que, a su vez, pueden repercutir en el hipotálamo y en muchas funciones esenciales en la vida interna del cuerpo.

Resumen de las funciones del Hipotálamo

1. Control del SNA
2. Regulación del Sistema Endocrino
3. Regulación de la Temperatura Corporal
4. Regulación del Comportamiento Emocional
5. Regulación del Sueño y Vigilia
6. Regulación de la Ingesta de Alimentos
7. Regulación de la Ingesta de Agua
8. Regulación de la Diuresis
9. Generación y Regulación del Ciclo Circadiano

Observaciones

Como hemos visto, existen conexiones con el ojo el tracto retinohipotalámico (TRH) y el cerebro (NSQ). El TRH es una vía de entrada neuronal fótica involucrada en los ritmos circadianos de los mamíferos. El origen del tracto retinohipotalámico son las células ganglionares retinianas (CGR) intrínsecamente fotosensibles, que contienen el fotopigmento melanopsina. Los axones de las CGR pertenecientes al tracto retinohipotalámico se proyectan directamente, monosinápticamente, a los núcleos supraquiasmáticos (NSQ) a través del nervio óptico y el quiasma óptico. Los núcleos supraquiasmáticos reciben e interpretan información sobre la luz ambiental, la oscuridad y la duración del día, importante en el arrastre del "reloj corporal". Pueden coordinar "relojes" periféricos y dirigir la glándula pineal para que secrete la hormona melatonina.

Las conexiones entre la retina al núcleo supraquiasmático se ocupan de la sincronización de los ritmos diarios también conocidos como los ritmos circadianos. Cualquier lesión o enfermedad del hipotálamo afecta el ciclo sueño-vigilia.

1.5.2. LA EPÍFISIS

La epífisis o glándula pineal (figura 1) fue considerada por Descartes "como la sede del alma" y por los hinduistas como "el tercer ojo". Filogenéticamente, ella sería el vestigio de un ojo pineal fotosensible de los reptiles.

Esta glándula permite la regeneración de todas las demás glándulas favoreciendo el sueño por su secreción de serotonina y de melatonina. Reviste pues una importancia capital para el equilibrio glandular y nervioso.

Recuerdo anatómico

La glándula pineal o epífisis es una glándula de secreción interna que forma parte del techo del diencéfalo. Se origina embriológicamente de una evaginación entre el tálamo y el pretecho. Es una pequeña formación ovoidea, aplanada, que descansa sobre la lámina cuadrigémina, en el tercer ventrículo cerebral. Es la glándula que segrega la hormona melatonina, que es producida a partir de la serotonina. La epífisis, sensible a la luz, está relacionada con la regulación de los ciclos de vigilia y sueño. Mide unos 5 mm de diámetro y pesa unos 173 mg.

En 1959, el Dr. Aaron Lerner y sus socios en la Universidad de Yale encontraron que la melatonina, una hormona producida por la glándula pineal, era creada a través de la acción de ciertas enzimas en un químico precursor que debe preexistir en la pineal, para ser transformado en melatonina. Este químico precursor resultó ser la serotonina.

Fue E.J. Gaddum, profesor de farmacología en la Universidad de Edimburgo el primero en notar una conexión entre la serotonina y estados mentales del ser.

La serotonina no es un químico inusual en la naturaleza; se encuentra en muchos lugares, algunos de ellos raros, como las glándulas salivales de los pulpos, otros ordinarios; abunda en las frutas como los plátanos, higos y ciruelas.

Principales fuentes de triptófano (precursor de la serotonina)

- Lácteos y huevos (sobre todo la yema).
- Frutos secos: como nueces, almendras, avellanas, semillas de sésamo, pistachos...
- Pescado, pollo son fuente de triptófano.
- La calabaza.
- Carne (sobre todo pavo y pollo) y pescado azul (salmón, atún...).
- Plátano, piña, aguacate y cirucla.
- Chocolate negro.
- Cereales (en especial integrales, arroz y avena). Aumentan la secreción de insulina que favorece la transformación de triptófano en serotonina.
- Semillas (sésamo, calabaza, girasol y fenogreco).
- Legumbres (garbanzos, lentejas, habas, soja...) que además aportan B1, B3, B6, B9 y magnesio.
- Levadura de cerveza.
- Alga espirulina.

Aunque muchos alimentos contienen triptófano, la dieta no suele proporcionar el L-triptófano necesario para elaborar cantidades suficientes de serotonina. Además, las enzimas que se activan con la inflamación y el envejecimiento, rompen el L-triptófano antes de que se convierta en serotonina.

La dieta occidental estándar proporciona 1.000-1.500 mg/día de triptófano, combinado con otros aminoácidos competidores dentro de las proteínas. Por tanto, aumentar las proteínas de la dieta no asegura que se asimile más el triptófano. Lo mejor es ingerir el triptófano en una forma biodisponible rápida, sin competencia con otros aminoácidos y minimizando el efecto de la degradación enzimática.

Es importante subrayar que **los efectos del triptófano dependen en gran manera de la presencia de vitamina B6 y magnesio en el organismo**, ya que contribuyen a la formación de la serotonina. La actividad como precursor neurohormonal del triptófano también se ve favorecida, si en la misma comida o alimento hay hidratos de carbono, omega-3, potasio y vitaminas del grupo B.

Además de consumir alimentos ricos en serotonina y triptófano, es necesario que nuestra dieta contenga vitaminas C, B1, B6, B9 y B12, calcio y zinc para favorecer la conversión de triptófano en serotonina.

Debemos incrementar el consumo de cereales integrales, sardinas en aceite, frutos secos, semillas, hortalizas y verduras de temporada. La conversión de triptófano en serotonina, se activa en presencia de oxígeno, por lo que la actividad física activa su producción y estimula las endorfinas, relajantes naturales que generan también bienestar.

Funciones de la epífisis

- La epífisis secreta la serotonina, mediador químico importante al nivel de los centros nerviosos, y posee una enzima para transformarlo en melatonina. Esta última es secretada poco a poco cuando la intensidad de la luz disminuye para alcanzar un máximo entre las 2 y 5 de la madrugada. En este período, favorece la regeneración de otras glándulas.
  La melatonina está bloqueada bajo el efecto del sol. La luz alcanza los ojos, estimula las neuronas de la retina que transmiten al hipotálamo, luego al ganglio cervical superior y, finalmente, a la pineal, que inhibe la secreción de melatonina. **La estimulación del ganglio cervical superior es pues inhibitoria de la función epifisaria.**
- Favorece el sueño provocando las reacciones siguientes: sensaciones de cansancio, bostezos y bajada de la temperatura corporal. La secreción de melatonina no determina solamente el ritmo del sueño, sino también su tipo y su calidad.
- La melatonina está cada vez más considerada como la hormona del antienvejecimiento. En los Estados Unidos, es a menudo utilizada como una cura de juventud.
- Provoca el síndrome de la diferencia horaria en el momento de viajes intercontinentales persiguiendo su antiguo ritmo de secreción. Es por ello, por lo que es tan importante exponerse al sol durante algunas horas al llegar al lugar del otro extremo del mundo con el fin de que la glándula se adapte a su nuevo ritmo luminoso lo más rápidamente posible.

- Se comporta como un reloj interno del cuerpo legitimado por el sol. Interviene sobre la hipófisis y el hipotálamo e inhibe sus secreciones durante la noche.
- La tiroides, las suprarrenales y las glándulas sexuales que están bajo el efecto de la hipófisis son también frenados por las secreciones de la glándula pineal.
- E inhibe igualmente la maduración de las gónadas antes de la adolescencia. Influye también sobre las variaciones temporales de las gónadas en el registro de las variaciones de luminosidad. El apetito sexual a menudo aumenta con la mayor luminosidad de la primavera.
- Tiene un efecto favorable sobre el timo. La glándula pineal se opondría a la disminución del timo y a la bajada de la inmunidad.
- Su desarreglo explica ciertas depresiones, particularmente la depresión temporal que también puede asociarse con la bulimia y con la hipersomnia. En ciertos depresivos, observamos una tasa anormalmente baja de melatonina.
- La glándula pineal nos protege de las radiaciones ionizantes tales como la radioactividad y los campos magnéticos. A la inversa, el hecho de trabajar demasiado cerca de una pantalla de ordenador puede afectar la glándula pineal.
- Mediante el sueño, la glándula pineal serviría para devolver nuestro intelecto a la misma onda que nuestra conciencia interior. Es pues útil para nuestra evolución psicológica y espiritual. La intuición sería una forma de reacción inducida por la glándula pineal.
- La epífisis tiene tendencia a atrofiarse con la edad (se calcifica, pues tiende a acumular fluoruro), de ahí la disminución tan a menudo observada de sueño en las personas de la tercera edad. Para evitar la calcificación de la glándula pineal es importante controlar los niveles de vitamina D.

Signos de hiperfunción epifisaria

- Somnolencia.
- Bajada de la temperatura corporal.

Signos de hipofunción epifisaria

- Trastornos del sueño (a anotar que estos disturbios pueden estar tan presentes en el momento de una depresión o en el momento de una menopausia), insomnio.
- Depresión, desórdenes afectivos temporales, tendencia a consumir alimentos ricos en azúcares; estos alimentos aceleran la producción de serotonina. No obstante, es preferible sustituir este tipo de productos de la dieta, ya que los problemas que generan son infinitamente mayores que los que supuestamente aportan. Hay que sustituirlos por vegetales, frutas frescas, cereales integrales y legumbres como la soja y todos sus derivados.
- Disfunción tiroidea, suprarrenal, pancreática, inmunitaria y sexual.
- Alta tasa de cortisol que, por la tarde, favorece el insomnio y a la inversa, disminución del sueño que favorece el aumento de cortisol al final del día.
- Disminución de la libido.
- Inversión del ritmo del sueño: somnolencia de día y dificultad para dormir por la noche.
- Agresividad, nerviosismo, irritabilidad.
- Dificultad para relajarse, a centrarse en uno mismo, a meditar.
- Envejecimiento precoz, osteoporosis y enfermedades cardíacas. Estas repercusiones sobre el sistema nervioso son presentadas en el esquema que sigue.

Hipofunción epifisaria

Sistema nervioso (desórdenes afectivos temporales, tendencia depresiva, irritabilidad) y producción de serotonina disminuida

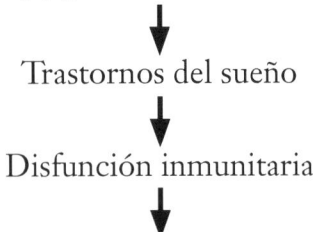

Trastornos del sueño

Disfunción inmunitaria

Disfunción tiroidea, suprarrenal, pancreática y sexual

1.5.3. EL TRONCO ENCEFÁLICO

El tronco encefálico o tallo cerebral (figura 3) es el "centro anatómico" del encéfalo. Está formado por el bulbo raquídeo, la protuberancia y el mesencéfalo.

A través del tronco cerebral circulan todas las vías sensoriales excepto la vía olfativa y la vía óptica.

Es la región elemental del encéfalo y una de las más importantes de todo el cerebro.

Su función principal es unir el encéfalo con el resto del sistema nervioso central, haciendo posible la comunicación entre el cerebro, el cerebelo y la médula espinal. El interior del tallo encefálico está formado por sustancia blanca y gris, lo que significa que sus funciones están relacionadas tanto con la transmisión de información como con su procesamiento.

La principal diferencia entre ambas sustancias es que la materia blanca posee fibras nerviosas cubiertas de mielina, una estructura que permite trasladar rápidamente los impulsos nerviosos y coordinar la comunicación entre las diferentes regiones del cerebro. La materia gris, por su parte, carece de mielina, por lo que su labor está más vinculada al procesamiento de información, dando lugar al conocimiento y al razonamiento.

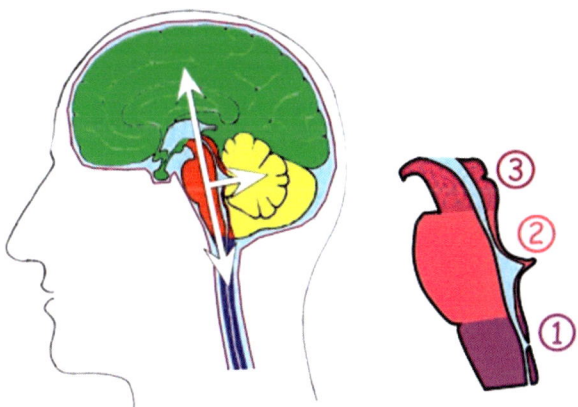

Figura 3. El tronco encefálico
El tronco encefálico sirve para establecer la comunicación entre la médula espinal (azul),
el cerebelo (amarillo) y el cerebro (verde). Está formado por el bulbo raquídeo (1),
la protuberancia anular o puente de Varolio (2) y el mesencéfalo(3) .

El tronco encefálico está compuesto por tres porciones: el **mesencéfalo**, la **protuberancia anular** o puente de Varolio y el **bulbo raquídeo**. Cada una de ellas posee su propia estructura y labor, aunque las tres intervienen en funciones básicas para la supervivencia del organismo como la respiración, la regulación del ritmo cardiaco o de la presión sanguínea, así como de otras menos relevantes pero igual de ancestrales como el control del hipo, la tos, el estornudo, la deglución o el vómito.

Además, el tronco encefálico también es la zona en la que se albergan los núcleos de los pares de nervios craneales.

Mesencéfalo

El mesencéfalo es el segmento más corto y ancho de los tres, y el que se ubica en la posición más alta, por lo que conecta el tronco encefálico con el cerebelo y el diencéfalo.

Además de participar, junto al puente y al bulbo raquídeo, en las funciones más primitivas del ser humano, como la **regulación del sueño** o de la temperatura corporal, también juega un papel clave en la capacidad de reaccionar a estímulos visuales o auditivos a través de reflejos, así como en el control sobre la risa y el llanto.

Los dos componentes básicos del mesencéfalo se denominan techo (tectum en latín) y tegmento (tegmentum). El techo, a su vez, está integrado por dos colículos superiores, involucrado en los reflejos oculares, y dos inferiores, encargados de detectar y analizar los estímulos auditivos.

El tegmento, por su parte, se sitúa en la base del mesencéfalo y es el punto de origen de las células dopaminérgicas, es decir, aquellas que están relacionadas con la actividad de la dopamina. Por tanto, el tegmento participa de forma activa en el sistema de recompensas del cerebro, vinculado a estados emocionales como la motivación, el placer sexual o las adicciones.

Protuberancia anular

La protuberancia anular o puente de Varolio, está situado entre el mesencéfalo y el bulbo raquídeo. Por su anatomía, más grande y abultada, forma una especie de protuberancia en el tallo. A través de él, cruzan las fibras nerviosas que parten desde el cerebelo y la médula espinal o que se dirigen hacia ellos.

Además, en su interior también se encuentran los núcleos de varios pares craneales, como son el nervio trigémino (V), abducens (VI), facial (VII) y la porción vestibular del vestibulococlear (VIII). Esta parte del tallo participa en el control de la respiración, en la **transición entre las fases del sueño** y en la regulación de la consciencia.

Bulbo raquídeo

Por último, la zona más baja del tronco es el bulbo raquídeo o médula oblongada. Presenta una forma de embudo y está en contacto directo con la médula espinal, que la conecta con el sistema nervioso central.

También contiene fibras nerviosas sensitivas ascendentes y motoras descendentes, así como **la gran mayoría de núcleos de los pares craneales**. Por esta razón, interviene en numerosas funciones automatizadas del cuerpo humano, como el control respiratorio, cardiovascular, la coordinación de las funciones autónomas y de los movimientos corporales, o la transmisión de información sensorial.

Control del sueño en el tronco encefálico

Werner P. Koella fue el primero (1985) en señalar el carácter neuroquímico del sueño. Hoy se sabe que todo el proceso está regulado por unas sustancias, derivadas de aminoácidos, que actúan como neurotransmisores y neuromoduladores en las sinapsis de las neuronas de las zonas que controlan los dos estados del sueño. Estas se hallan situadas en el tronco encefálico, la parte más primitiva del cerebro.

Mecanismos neurales del sueño y la vigilia

Para estudiar las áreas cerebrales implicadas en estos procesos, se utilizó un procedimiento consistente en lesionar zonas del cerebro de una rata y observar las consecuencias.

Efectuando un corte de cerebro aislado (línea roja) figura 4, se separa el cerebro del resto de la masa encefálica y del cuerpo. Al aplicar esta lesión se observa que la rata mantiene ritmos de sueño-coma, ya que por algún motivo es incapaz de producir el estado de vigilia. Si se efectúa un corte de encéfalo aislado (línea azul), se separa toda la masa encefálica del resto del cuerpo, cortando por la médula. En este caso la rata sí que mantiene los ritmos de sueño-vigilia, de lo que se deduce que la zona clave para el proceso de la vigilia está en algún punto entre los dos cortes. Cabe destacar que los estímulos somatosensoriales que provendrían del resto del cuerpo a través de la médula no son necesarios para producir el estado de vigilia. Por último, efectuando un corte medio-pontino (línea verde), se provocan ritmos de vigilia-insomnio en la rata. En conclusión, junto a los efectos de los otros cortes, las áreas de control de la vigilia deben quedar entre las líneas verde y roja y las áreas de control del sueño, entre la línea verde y la línea azul.

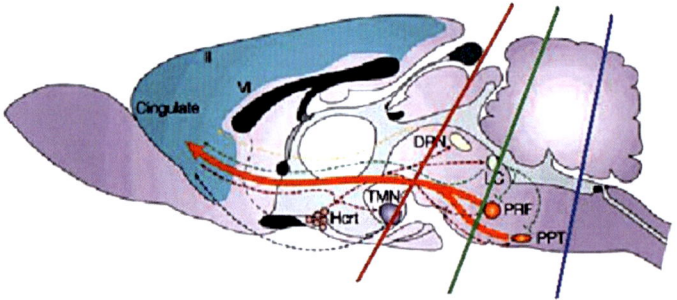

Figura 4. Áreas cerebrales del sueño-vigilia

Las zonas de control de la vigilia (V) y del sueño REM están diferenciadas. El control de la vigilia se realiza en el tronco del encéfalo mientras que el control del sueño REM se realiza en la protuberancia. En el prosencéfalo basal se encuentran los núcleos del SOL (sueño de ondas lentas, delta o profundo), diferentes a los del sueño REM. Y justo al lado, en el hipotálamo, se encuentra un mecanismo regulador (R) del ciclo sueño-vigilia y del ciclo de sueño REM - no REM.

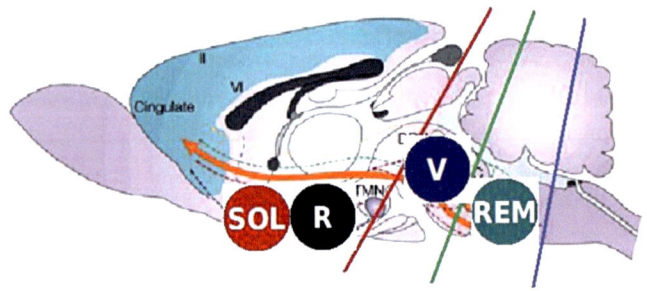

Figura 5. Zonas de control del sueño-vigilia

Interferencias disfuncionales sobre el tronco encefálico

Diferentes áreas pueden parasitar el tronco cerebral, generando alteraciones en la química del control del sueño:

- **El hueso occipital.** Ver página 73. La lesión osteopática del occipital repercute directamente sobre el tronco cerebral.
- **Los huesos temporales.** Ver página 75. Los huesos temporales tienen relación con el tronco encefálico. Se articulan con los huesos parietal, esfenoides, malar, occipital y maxilar inferior, a través de la articulación temporomandibular.

El conducto auditivo externo comunica el pabellón auditivo con las cavidades internas de la pirámide petrosa que contienen el oído medio o tímpano y el oído interno o laberinto. Este último contiene la cóclea (que se encarga de la audición) y el sistema vestibular (relacionado con el equilibrio). De la cóclea y del sistema vestibular se forman las fibras del nervio vestibulococlear (par VIII) que sale del hueso temporal hacia el tronco del encéfalo a través del conducto auditivo interno. También por el conducto auditivo interno y luego por el acueducto falopio discurre el par VII o nervio facial, que sale del hueso por el foramen estilomastoideo.

Otro foramen importante, es el agujero rasgado posterior, del que emergen los pares craneales glosofaríngeo (par IX), vago (par X) y espinal (par XI), así como la vena yugular interna. El agujero rasgado posterior se encuentra en la base del cráneo entre el hueso occipital y la porción petrosa del hueso temporal.

En la cara cerebral de la porción petrosa (cara anterosuperior) se ubica la fosa de Gasser que aloja al ganglio de Gasser, del cual se originan las tres ramas del nervio trigémino o V par.

- **Las cervicales C1, C2 y el filum terminale.** Por la inserción que tiene la duramadre sobre ellas. Cualquier alteración mecánica de estas áreas repercute sobre la duramadre y, a través de esta, sobre el tronco cerebral.
- **El sacro y coxis.** Por su conexión con la duramadre espinal. A distancia, la lesión de estos huesos puede repercutir sobre el tronco cerebral y producir trastornos del sueño.

- **La hoz del cerebelo.** Divide en dos hemisferios el cerebelo, insertándose sobre la cara inferior de la tienda del cerebelo, extendiéndose desde la protuberancia occipital interna a lo largo de la cresta occipital hasta el agujero occipital. Aquí, participa en la formación del anillo fibroso que rodea el agujero occipital, prolongándose como duramadre en la médula espinal. También participa en la forma del seno recto.

- **La tienda del cerebelo.** Se origina en el seno recto, junto con la hoz del cerebro y cerebelo. En su región posterior se une a la protuberancia occipital interna y a ambos lados con las crestas oblicuas del occipital, donde forma el seno transverso. A ambos lados, se extiende a lo largo del seno y de la sutura parietomastoidea para insertarse con su capa superior sobre el ángulo inferoposterior del temporal.

  Su inserción inferior se sitúa sobre la apófisis mastoides del temporal, zona de inserción muy importante. Desde aquí, se extiende por el borde superior de la porción petrosa, formando el seno petroso superior.

  En la parte anterior, la tienda del cerebelo se inserta sobre las apófisis clinoides, anteriores y posteriores, del cuerpo del esfenoides.

  En el área donde los vértices izquierdos de la tienda del cerebelo cruzan por encima de los externos, se encuentra el nervio troclear, el cual se puede ver afectado por las tensiones de la tienda del cerebelo.

- **El cuarto ventrículo.** El tronco encefálico presenta detrás del puente, el cerebelo. El cerebelo, además de ubicarse en la región posterior del puente, se ubica también, gran parte detrás del bulbo e incluso una parte asciende y va a quedar limitando por detrás la zona del mesencéfalo. Entre el cerebelo y la cara posterior de esta zona del tronco encefálico, queda un espacio que se denomina IV ventrículo. Cualquier modificación en la fluctuación del LCR puede afectar al IV ventrículo y, por resonancia, al tronco encefálico

- **La protuberancia occipital externa.** Punto estratégico del cráneo, donde confluyen en su parte interna craneal los senos venosos y el fulcro de Sutherland (prensa de Herófilo), lugar de inserción común de las meninges craneales.

  Una disfunción en este nivel va a repercutir sobre el tronco encefálico, favoreciendo, entre otras muchas patologías, trastornos del sueño.

CAPÍTULO 2

PRINCIPALES ETIOLOGÍAS
DE LOS TRASTORNOS DEL SUEÑO

2.1. INTRODUCCIÓN

Las causas que producen los trastornos del sueño son tan variadas como la propia humanidad.

Por ello, en este trabajo vamos a enfocarlo, concretamente, a través de las principales etiologías que producen este tipo de alteraciones, así como a través de un enfoque más directamente dirigido al osteópata y su trabajo en consulta.

La ciencia ha descubierto la importancia para la salud que representa el dormir de 6 a 8 horas por noche. Estamos hablando de un sueño "regenerador", ya que es durante el sueño profundo donde nuestras células se regeneran a través de la hormona de crecimiento que es secretada en mayor cantidad en ese momento. Esta hormona proteica es segregada por la glándula pituitaria anterior bajo el control del hipotálamo.

La falta de sueño y la incapacidad de dormir bien puede acelerar el envejecimiento y la degeneración en todos los tejidos, en particular en el sistema hormonal (las glándulas se regeneran durante el sueño), el corazón, el cerebro (problemas cognitivos y memoria), el hígado, el sistema cardiovascular y el sistema inmunológico.

Del mismo modo, la menopausia y la andropausia también pueden causar problemas de sueño con su bajada de estrógeno en las mujeres y de testosterona en los hombres. Estos cambios hormonales que se producen en este momento tienen un impacto en la producción de serotonina (neurotransmisor muy importante en los problemas del estado de ánimo); y la melatonina (la hormona del sueño), cuyos niveles bajos de estas sustancias incrementan los trastornos del sueño y el riesgo de depresión.

En resumen, cuanto más perturbado es el sueño, más perturbado estará el sistema hormonal y el sistema nervioso... y viceversa. La falta de sueño también aumenta la sensibilidad al dolor. Por todas estas razones, a los trastornos del sueño no hay que restarles importancia.

A pesar de que pueden ser buenos reparadores ocasionales debemos, en la medida de lo posible, evitar el uso de pastillas para dormir sintéticas, ya que son fácilmente adictivas y producen efectos secundarios que pueden ser perjudiciales para la salud. No obstante, hay que precisar que mientras no consigamos dormir, ante dos opciones malas la menos mala es la mejor opción.

El osteópata, mediante su diagnóstico, debe establecer de forma clara la etiología o etiologías responsables de este transtorno, y establecer el tratamiento adecuado, el cual será diferente en cada paciente.

2.2. ETIOLOGÍA PSICOEMOCIONAL

Los problemas psicoemocionales son, sin lugar a dudas, la principal causa de los trastornos del sueño.

Cualquier persona, en momentos determinados de su vida, ha sentido y/o padecido:

- sufrimiento por el fallecimiento de un ser querido,
- haber sido vístima de agresiones o abusos,
- una separación matrimonial o una relación que se desmorona,
- tener "mil frentes" abiertos en nuestra cabeza,
- problemas económicos o laborales,
- o, en conjunto, las cosas no marchan como quisiéramos en nuestra vida.

Cualquiera de estas situaciones, o la mezcla de varias de ellas, nos producen alteraciones del sueño, sueño no reparador, despertarnos varias veces en el trascurso de la noche, sufrir pesadillas, etc.

EL ESTRÉS

El organismo siempre se encuentra en un estado de estrés mínimo que, ante determinadas situaciones, se incrementa pudiendo producir un efecto beneficioso o negativo, dependiendo de si la reacción del organismo es suficiente para cubrir una determinada demanda o esta "supera" a la persona. Este nivel de equilibrio dependerá de los factores individuales (disposición biológica y psicológica) de las distintas situaciones y experiencias.

Un determinado grado de estrés estimula el organismo y permite que este alcance su objetivo, volviendo a la "normalidad" cuando el estímulo ha cesado. Por ejemplo, cuando un atleta intenta conseguir un buen resultado en una competición, está sometido a un estrés que implica un aumento de la actividad muscular (más irrigación, el corazón late más rápido, etc.) lo que le ayudará a alcanzar el éxito y conseguir su objetivo.

Una vez finalizadas las pruebas atléticas, se produce un descenso de las constantes y el organismo vuelve a su estado basal.

Cuando se mantiene la presión y se entra en el estado de resistencia, las personas empiezan a tener una sensación de molestia (tensión muscular, palpitaciones, etc.). Si continúa el estresor, se llega al estado de agotamiento, con posibles alteraciones funcionales y/u orgánicas: son las llamadas "enfermedades de adaptación". Estos síntomas son percibidos como negativos por las personas y producen preocupación, lo que a su vez agrava los síntomas y así puede llegar a crearse un círculo vicioso.

Respuesta fisiológica del estrés

La respuesta fisiológica es la reacción que se produce en el organismo ante los estímulos estresores. Ante una situación de estrés, el organismo tiene una serie de reacciones fisiológicas que suponen la activación del eje hipofisosuprarrenal y del sistema nervioso vegetativo.

Durante la fase de resistencia o adaptación al estrés, el cuerpo humano libera diferentes hormonas:
- aldosterona: retención de sodio, retención de agua,
- cortisol: una exposición prolongada a concentraciones elevadas de cortisol puede conducir a una atrofia muscular, una ulceración

gastrointestinal, una colopatía, un fallo pancreático, un reducción del tamaño de los hipocampos, una supresión del sistema inmunitario y una hipertensión arterial.

Estas alteraciones patológicas pueden sobrevenir cuando el período de resistencia persiste y esto, a pesar de la desaparición de los factores de estrés.

La repetición de tales factores de estrés puede sobrecargar bioquímicamente el cerebro y frenar su capacidad de "desconectar" la reacción al estrés. Es el principio de la ansiedad.

Una reacción demasiado prolongada puede modificar de manera permanente la química del cerebro y de estos circuitos, las reservas de serotonina y de noradrenalina se agotan, es la depresión nerviosa.

Bajo el efecto de estrés repetido, si hay agotamiento de las suprarrenales (inflamación, cansancio, depresión), una hipoglucemia se instala por falta de cortisol.

Si hay agotamiento del páncreas, una hiperglucemia aparece bajo el efecto del estrés.

El tiroides presenta síntomas de deficiencia.

En esta fase, la función ovárica y testicular, así como la respuesta inmunitaria disminuyen.

LA DEPRESIÓN

Los científicos descubrieron que una tasa normal de serotonina se relacionaba con el equilibrio emocional, con el humor y con un comportamiento normal. Igualmente, una carencia en serotonina puede provocar disturbios del sueño, de la agitación, de la inquietud, de la apatía, de la desesperación, totalmente implicados en la depresión. El comportamiento suicida estaría también relacionado con una carencia en serotonina. La epífisis, por su síntesis de serotonina, es pues crucial en este equilibrio.

Según el estudio científico publicado en la Revista Chilena de Neuro-psiquiatría, el Factor neurotrófico derivado del cerebro (BDNF) es un marcador de conducta suicida en pacientes con trastorno depresivo mayor, (Daniel Silva N., Benjamín Vicente P. y Mario Valdivia P.). En estudios de autopsias han demostrado que la expresión de mRNA y los niveles de proteína BDNF tendieron a reducirse significativamente en los cerebros de las personas que se han suicidado independiente de los trastornos psiquiátricos, principalmente en la corteza prefrontal y el hipocampo.

Por otra parte, los estudios clínicos han demostrado una menor presencia de BDNF sérico en los pacientes deprimidos que han intentado suicidarse en comparación con los controles sanos.

Tanto en la depresión mayor como en la depresión menor, los trastornos del sueño se encuentran entre los principales síntomas.

El BDNF aumenta en tornos tranquilizadores y amorosos y cuando la persona se siente en seguridad (serotonina). De ahí que el tratamiento que propondremos más adelante, consiga aumentar los niveles de BDNF.

EL TRASTORNO DE ESTRÉS POSTRAUMÁTICO

El trastorno de estrés postraumático, TEPT, es un trastorno psiquiátrico que aparece en personas que han vivido un episodio dramático en su vida (guerra, secuestro, muerte violenta de un familiar...). En las personas que lo sufren son frecuentes las pesadillas que rememoran la experiencia trágica vivida en el pasado. Hay que observar que no se incluyen dentro de estos desencadenantes situaciones difíciles, pero propias de la vida "normal", como un divorcio, la muerte de un ser querido, enfermedad, conflictos familiares o reveses económicos.

Síntomas

- Rememoración del trauma (flashbacks), pesadillas o recuerdos instantáneos e involuntarios en cualquier momento del día.
- Alucinaciones con la idea de que se repite el hecho traumático.
- Ansiedad extrema al entrar en contacto con las personas, lugares o cualquier circunstancia que recuerde el trauma.
- Palpitaciones, dificultad para respirar, sudor cada vez que se recuerda el hecho desencadenante.
- Evitar conversaciones, lugares, personas, en general cualquier cosa que pueda relacionarse con el trauma.

- Incapacidad para recordar detalles importantes del hecho.
- Sentirse psíquicamente distante, entumecido y paralizado ante cualquier experiencia emocional normal.
- Creer que la vida va a ser más corta de lo que lógicamente se espera.
- Perder el interés por las aficiones y diversiones.
- Mostrar signos de hiperactividad: dificultad para dormir, irritabilidad, incapacidad para concentrarse o alarmarse con mucha facilidad.
- Los síntomas duran un mes como mínimo y afectan la capacidad del paciente para retomar su vida normal tanto en casa, como en el trabajo o en las situaciones sociales.
- No importa el tiempo que haya pasado desde que se produjo el trauma. El síndrome puede aparecer años después.

Alteraciones del sueño y trastorno por estrés postraumático

La ansiedad que acompaña al TEPT trae como consecuencia a parte de las alteraciones propias de la ansiedad:
- Insomnio y despertares frecuentes.
- Presencia de pesadillas (que pueden aparecer entre un 59 % y un 68 % de los pacientes, con experiencias muy vívidas con imágenes de lucha o situaciones de peligro para la vida. En muchas ocasiones el paciente se despierta víctima de la ansiedad, lo que nos indica una relación con el sueño REM.

Características de los parámetros del sueño en los trastornos de estrés postraumático:
- Aumento de la latencia de sueño.
- Disminución de la calidad del sueño.
- Aumento de despertares nocturnos.
- Disminución del tiempo total de sueño.
- Disminución de fase II y aumento fase I.
- Disminución de latencia de REM y aumento de densidad.

2.3 ETIOLOGÍA VISCERAL

Los órganos corazón e hígado están íntimamente relacionados con el sueño. No hay que pensar en las funciones fisiológicas que la medicina alopática nos recalca, sino en las cualidades de cada uno de esos órganos.

El corazón está encargado de las funciones mentales, así que cada vez que en nuestros sueños tenemos pesadillas o, si el insomnio es provocado porque pensamos sobre muchas cosas, hay que pensar en el corazón y en el pericardio.

EL PERICARDIO

El estrés emocional, en definitiva **el miedo**, bajo todas sus formas, provoca una reacción-retracción del pericardio. En un principio es una reacción biológica natural de protección del corazón, nuestro órgano vital por excelencia, pero con el tiempo y con los otros impactos emocionales sobreañadidos, esta retracción perturba todos los sistemas de nuestro cuerpo, provocando gran variedad de patologías llamadas psicosomáticas.

El pericardio a través de las asas subclavias forma una unidad anatómica con los ganglios estrellados. Este ganglio es capaz de desorganizar nuestro cuerpo cuando el pericardio no está bien.

El mínimo impacto emocional consciente o inconsciente, provoca una retracción del pericardio, que a su vez a través del asa subclavia excita al ganglio estrellado provocando una reacción simpática generalizada e instantánea.

Recordemos que del ganglio estrellado sale el nervio cardíaco, se anastomosa con el nervio frénico y con el nervio vago, que rige nuestro sistema parasimpático y la posibilidad de relajarnos, de abrirnos al placer a la vida y a la confianza.

Los problemas emocionales retraen al pericardio, así como diversas patologías. Al retraerse, se lleva con él al tronco braquiocefálico, tirando hacia abajo del asa subclavia que a su vez irrita al ganglio estrellado, así como al nervio vago, X. Esta tracción continuará por el ganglio cervical medio, ganglio cervical superior y, finalmente, sobre el tronco encefálico, las vías de asociación, la epífisis, la hipófisis, el tálamo, el córtex y la amígdala. Ver figura 6.

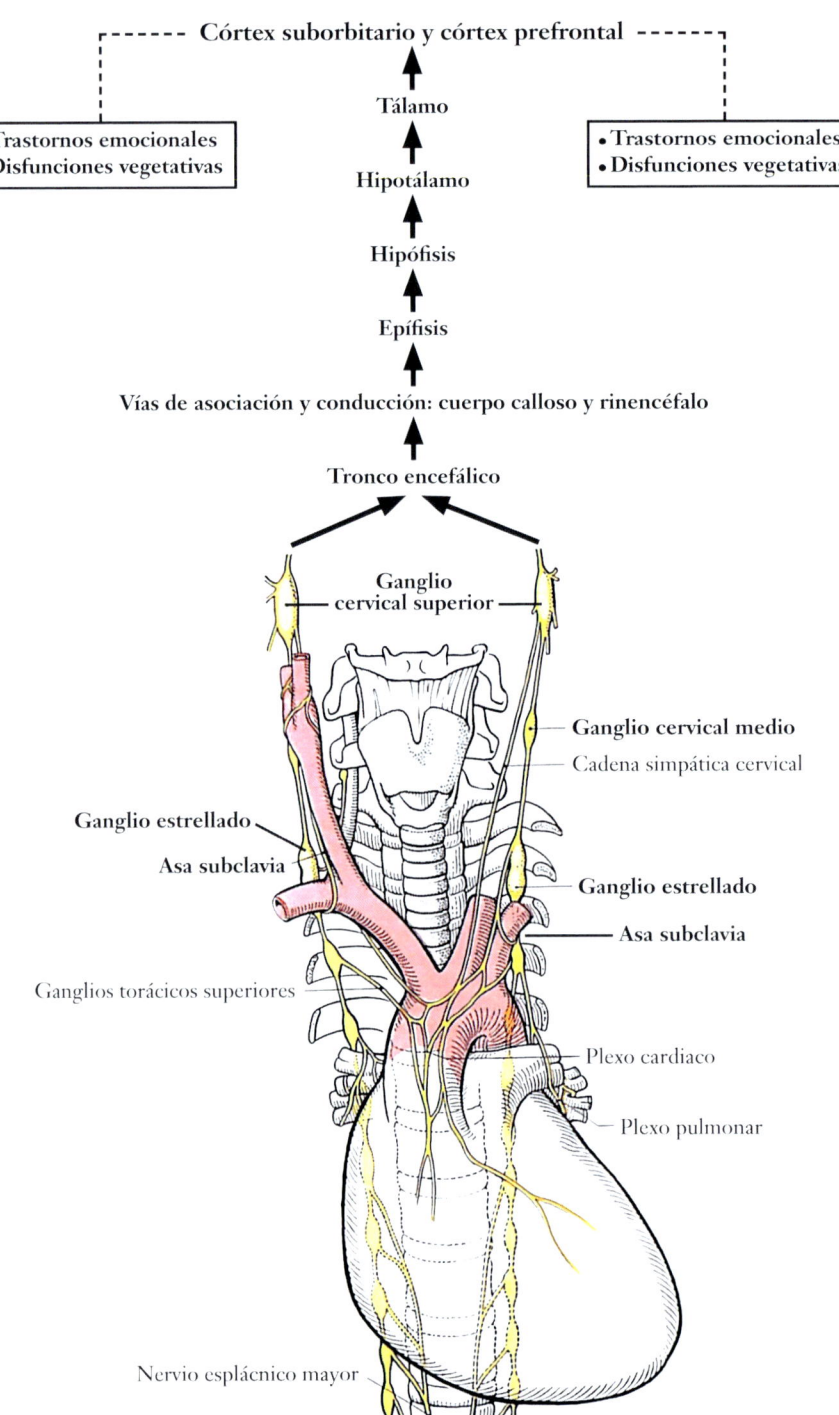

Figura 6. Cadena lesional del paricardio

Esta cadena lesional ocasionará una efecto dominó que repercutirá sobre todo el organismo.

La mínima emoción provoca una reacción-retracción del pericardio, que se transmite instantáneamente al SNV creando una reacción, más o menos intensa, y normalmente generalizada, con una descarga masiva del sistema simpático: adrenalina.

Dependiendo de la intensidad del estímulo emocional y la retracción del pericardio, el ganglio estrellado puede ser excitado o inhibido, originando síntomas y patologías muy diversas.

Afectaciones derivadas del pericardio

Un pericardio en disfunción puede provocar, entre otros, los siguientes trastornos:

Cardiovasculares: arritmias, taquicardias, extrasístoles, tensión arterial descompensada, hipertensión, soplos en el corazón, edema de brazos, parestesias (hormigueos en manos y brazos).

Respiratorios: disnea, suspiros, dificultad al inspirar, punzadas en el costado en la inspiración, tos seca irritativa, asma.

Digestivos: disfagia, pseudo hernia hiatal, reflujos ácidos, gastritis, esofagitis, sensación de bola en la garganta.

Músculo-esqueléticos: dolor esternal, dolor precordial con irradiación hacia el brazo, dolores intercostales, cervicalgias, dorsalgias.

Posturales: escoliosis, cifosis, lordosis, falsa pierna corta.

Hormonales: hipertiroidismo, hipotiroidismo, trastornos del crecimiento, trastornos sexuales, etc.

Neurológicos: vértigos, neuralgia facial, convulsiones de tipo epiléptico, otras enfermedades degenerativas del sistema nervioso.

Craneales: migrañas, migrañas oftálmicas, cefaleas, mala oclusión.

De comportamiento: tristeza, depresión, angustia, pesimismo, ansiedad, ganas de morirse, agresividad, ataques de pánico, sensación de cabeza espesa o turbia.

De sueño: sueño ligero o alterado, insomnio, pesadillas.

Otros: problemas inmunitarios, linfáticos, visuales, auditivos, hematológicos, etc.

En la medicina tradicional china al meridiano del pericardio se le llama "maestro corazón", afirmando que el pericardio rige directamente:

· La consciencia   · La memoria   · El pensamiento
· El sueño   · Las emociones   · La alegría · La felicidad

EL CORAZÓN

Hasta no hace mucho se venía considerando que, desde el punto de vista fisiológico, el cerebro era el único órgano que dirigía el funcionamiento del cuerpo humano.

Alrededor de 1970, ciertos descubrimientos en neurobiología abrieron un campo de investigación hasta entonces inexplorado. John y Béatrice Lacey, del Fels Research Institute de Filadelfia, Estados Unidos, fueron los primeros en observar que, cuando el cerebro enviaba órdenes al cuerpo físico a través del sistema nervioso, el corazón no siempre las obedecía. El corazón tenía su propia respuesta, su propia lógica, que a veces incluso se oponía a lo que proponía el cerebro.

También descubrieron que el propio corazón podía enviar al cerebro unas señales que, no solo este comprendía sino que además podía obedecer.

También se descubrió que el corazón contiene un sistema nervioso independiente, específico y bien desarrollado. Más de cuarenta mil neuronas, tantas como las que tienen algunas partes del cerebro, a lo cual se añadía una compleja y tupida red de neurotransmisores, proteínas y células de apoyo.

¡Un cerebro en el seno mismo del corazón! Así pues, el corazón podría jugar un papel a nivel de la inteligencia y de la percepción de la realidad.

La conexión cerebro-corazón

Los investigadores descubrieron que existe una comunicación entre el corazón y el cerebro.

A día de hoy, los investigadores (instituto HeartMath, centro de investigación norteamericano especializado en el estudio de los fenómenos del corazón) han puesto de manifiesto la existencia de cuatro clases de conexiones que parten del corazón y van hacia el cerebro:

- **Neurológica**, mediante la transmisión de impulsos nerviosos. Utiliza el nervio vago y los nervios situados a lo largo de la columna vertebral. La información pasa por el cerebro límbico y llega por último al córtex cerebral.

  El corazón envía más información al cerebro de la que recibe. Es el único órgano del cuerpo físico que tiene esa propiedad. El corazón puede inhibir o activar determinadas partes del cerebro según las circunstancias. **El cerebro del corazón puede influir en el cerebro de la cabeza,** por lo que si la información es de disfunción física, emocional, química o energética, puede producir trastornos del sueño, entre otras muchas cosas.

- **Bioquímica**, mediante hormonas y neurotransmisores.

  En un estudio científico "The hearth as an endocrine gland", artículo publicado en la revista Scientific American, 1986, dos investigadores de Québec, Cantin y Genest, descubrieron la hormona ANF (atrial natriuretic factor). Demostraron que es el corazón el que produce la ANF, que asegura el equilibrio general conocido con el nombre de "homeostasis". Uno de sus efectos es **inhibir la producción de la hormona del estrés**, en especial el cortisol. El estrés y el miedo son los mecanismos primarios fundamentales del cerebro límbico, y más específicamente de la amígdala. Por lo tanto, tenemos aquí una excelente clave para hacer frente al estrés creciente del mundo moderno, permitiéndonos dormir como un bebé.

  El corazón también **produce la oxitocina**, llamada "hormona del amor".

- **Biofísica**, mediante ondas de presión.

  La actividad eléctrica del cerebro es muy sensible a la actividad del corazón, y existe una relación directa entre las ondas que, procedentes del corazón, llegan al cerebro a través de la presión sanguínea y la actividad de las ondas cerebrales. Al parecer, el ritmo cardíaco y sus variaciones constituyen el medio privilegiado por el que el corazón envía mensajes no solo al cerebro sino también, directamente, al resto del cuerpo sin necesidad de "permiso del cerebro".

- **Energética**, mediante interacciones electromagnéticas.

El campo electromagnético del corazón es 5.000 veces más intenso que el del cerebro; en realidad es más potente que el de cualquier otro órgano del cuerpo. El corazón **produce de 40 a 60 veces más bioelectricidad que el cerebro**, que en ese aspecto ocupa la segunda posición.

Se ha observado que el aspecto del campo magnético del corazón cambia en función del estado emocional. Cuando nos sentimos perturbados por emociones como estrés, miedo, frustración, etc., se vuelve caótico y desordenado, produciendo trastornos del sueño.

Resonancia y coherencia

En todo sistema oscilatorio, debido al fenómeno de tracción sincrónica, el elemento que oscila con mayor intensidad arrastra a los osciladores de menor potencia. Pues bien, de todos los elementos que componen el cuerpo físico, **el oscilador biológico más potente es el corazón**, no el cerebro. El corazón puede imponer su ritmo, los demás sistemas oscilatorios del cuerpo, tanto a nivel físico como emocional y mental, se armonizan entre sí automáticamente siguiendo el ritmo marcado. Entonces todas sus funciones específicas se expresan de forma óptima.

En definitiva:

- El corazón puede ser independiente del cerebro.
- El corazón es el oscilador jefe del sistema corporal.
- Según el principio de resonancia, cuando todo nuestro sistema entra en resonancia sincrónica con el oscilador principal (es decir, con el corazón), inducimos naturalmente un estado de coherencia biológica perfecta, el cual debería entonces optimizar el funcionamiento del ser humano a todos los niveles.

Condiciones desencadenantes y factores en patología cardíaca

- Consumo diario de azúcares.
- Estrés continuado. El estrés causa patologías cardíacas, lo cual repercute en la calidad del sueño. A su vez, dormir mal es una de las principales etiologías de los infartos de miocardio. Por lo tanto, hay que cortar este círculo vivioso.

- Dololencias pulmonares (neumonías, neumotórax, asma, embolias...)
- Dolencias cardíacas (angina de pecho, infartos, arritmias...)
- Cicatrices debido a operaciones
- Hipercifosis de la columna dorsal
- Hipercifosis cervical (transición cérvico-torácica hipomóvil)
- Antecedentes de lesión por compresión del tórax, por ejemplo por el cinturón de seguridad en un accidente de circulación.
- Fracturas costales
- Fracturas claviculares

Inervación del corazón

- **Sistema nervioso simpático:** ganglios cervicales superior, medio e inferior y T2 a T5.
  Nota: importancia de las disfunciones cervicales y torácicas superiores sobre la inervación simpática.
- **Sistema nervioso parasimpático:** nervio vago.
  Nota: importancia de las disfunciones cervicales, del agujero rasgado posterior y del diafragma torácico alto sobre la inervación parasimpática.
  Las dos porciones del sistema vegetativo confluyen en el **plexo cardíaco**. El plexo rodea la aorta y la raíz de los grandes vasos próximos al corazón, desde ahí parten nervios vegetativos con las arterias coronarias.
- **Nervio frénico:** proporciona la inervación sensitiva del pericardio junto con los nervios simpáticos y parasimpáticos.

EL HÍGADO

Participa en la digestión, almacena glucagón y vitaminas, participa en el metabolismo y es un laboratorio donde se depura el organismo. Tiene más de 500 funciones vitales en el cuerpo.

Por otra parte, el hígado es el que se afecta cuando tenemos emociones fuertes (situaciones de tensión y rabia). Un hígado inflamado o intoxicado fatiga al organismo más de lo acostumbrado. Cuando ocurre esto, la persona se siente inmediatamente agotada; especialmente al día siguiente de una fiesta con exceso de alcohol.

El hígado afectado produce insomnio. El sueño se ve entrecortado por numerosas fases de vigilia. Los sueños se convierten en pesadillas. Algunos se ven perseguidos por peligrosos maníacos y sus piernas se niegan a funcionar cuando se trata de huir. Sobrecargado, el hígado se calienta y lo hace saber de 1 a 3 de la madrugada. El sueño no es reparador. Por ello, uno se despierta cansado, con sensación de vacío.

Condiciones desencadenantes y factores en patología hepática

- Consumo elevado de lácteos, azúcares, café, grasas animales...
- Consumo elevado de alcohol.
- Ingestión de medicamentos de manera habitual.
- Enfermedades infecciosas en el pasado, bacterianas o víricas.
- Transfusión de sangre.
- Estancia en los trópicos.
- Exposición a tóxicos en el puesto de trabajo.
- Trastornos del sueño. Al igual que con el corazón, los trastornos del sueño afectan a la fisiología hepática, la cual genera trastornos del sueño. Por lo tanto, hay que cortar este círculo vivioso.
- Personalidad colérica.
- Patología osteopática del Occipital-C1-C2.
- Patología osteopática de las vértebras torácicas T7 a T10.

Inervación del hígado

- **Sistema nervioso simpático:** segmentos de T7 a T10 a través de los nervios esplácnicos mayor y menor.
- **Sistema nervioso parasimpático:** C0, C1 y C2, nervio vago.

  Nota: la cápsula hepática recibe inervación sensitiva a través del nervio frénico: C3-C4-C5.

RELACIONES VÍSCERO-EMOCIONALES

Los órganos y vísceras internas pueden producir trastornos del sueño. Principalmente, debido a la relación víscero-emocional. Un órgano enfermo puede desencadenar una emoción concreta. Así mismo, una emoción específica puede afectar a vísceras determinadas. En ambos casos se produciran trastornos del sueño.

A continuación detallamos una breve correlación entre los órganos y las emociones:

- **Los pulmones y los bronquios:** pasa del demasiado al no lo suficiente. A veces muestra un comportamiento tímido, discreto, casi temeroso; otras, se mantiene muy recta. Ocupa su territorio en exceso. Soporta mal las contradicciones. Las preocupaciones constantes le afectan, produciendo ligeras disneas, tos seca, complexión pálida, incomodidad en el tórax. La tristeza es característica de la persona pulmón.
- **El corazón:** les afecta el rencor y los remordimientos, si son importantes. Los estados de excitación excesiva (aunque sea por cosas buenas) y el ansia le afectan. Así mismo se ve afectado por la tristeza y el duelo. Representa el amor (mis emociones, mi capacidad de amar), la alegría, la vitalidad y la seguridad.
El pericardio se ve afectado prácticamente por cualquier estado emocional.
- **El hígado:** es sensible a todo lo que afecta a la unidad del ser, al yo profundo. Le afecta mucho la ira. Un hígado afectado junto a una vesícula biliar deficiente causa miedos en la persona.
- **La vesícula biliar:** vive constantemente preocupada, a menudo, por poca cosa. Se ve afectada por la vida cotidiana, la rutina, el detalle. "Cualquier tontería me perturba", declara a menudo la persona vesícula. Le afecta la irritabilidad y la emotividad. Habrá una necesidad de digerir y descomponer (destruir) algo grande, pero con un componente de agresividad, rabia y cólera. Conflicto de rencor, ira o injusticia dentro del territorio. Patrones emocionales y mentales que están llenos de amargura e irritación, frente a mi vida o frente a los demás.
- **Estómago-duodeno:** mi estómago refleja el modo en que absorbo e íntegro mi realidad y mi capacidad en digerir las nuevas ideas o las nuevas situaciones. El estómago reacciona ante la vida social. En su prolongación, el duodeno se ve afectado por las sacudidas emocionales más intensas que se acercan al yo profundo. El estrés social le afecta de manera especial. Son la imagen que damos a los demás. Gustan aparentar socialmente, construirse una imagen ante la sociedad. Le afecta la obsesión por el presente y el rencor.

- **El bazo y el páncreas:** el **bazo** Está vinculado directamente al hipotálamo y al timo. Si mi bazo no funciona bien, puede que yo también tenga dificultad en funcionar bien, la razón mayor siendo que me quede fijado en ideas negras y negativas. Conflicto de humillación y desvalorización en la familia.

  El **páncreas** se afecta por conflicto indigesto de ignominia y resistencia. Porquerías familiares. Según Jean Pierre Barral D.O., en el páncreas tenemos el estrés inaceptable y el duelo que se rechaza. Ambos órganos se afectan especialmente en caso de emociones intensas, intolerables y súbitas, como el fallecimiento accidental de un ser querido. El estrés inaceptable les afecta, así como la melancolía, la decepción y la obsesión del pasado.

- **Los intestinos:** son un receptor-emisor de emisiones ultrasensible: 100 millones de neuronas lo unen al cerebro. Una súper conexión. Presentan una intensa necesidad de seguridad y protección. Es una persona muy meticulosa, obstinada, tendencia a la hipocondria, de humor variable, gran generosidad.

  - **Intestino delgado:** ideas deshilvanadas, confusión con excitación. El intestino delgado siempre estará ligado a absorber o asimilar los nutrientes (reales o simbólicos). Conflictos sobre la absorción y la asimilación. Enojo y enfado, sin ser tan feo o desagradable como en el caso del colon.

  - **Intestino grueso:** rigidez, formas de pensar imposibles de eliminar. El sentido psicobiológico es: producir más jugos digestivos para descomponer o digerir el "bocado". Conflicto de gran guarrada, pero menos que en el páncreas.

- **Los riñones:** los dolores y afecciones de los riñones se presentan cuando hay problemas de convivencia, problemas de relación con nuestros semejantes. Les afectan los miedos y las inseguridades importantes. Así mismo, se ven afectado en estado de conmoción o shock.

  - El izquierdo: preserva las reservas de energía profunda. Está ligado a la sexualidad y a la genitalidad.

  - El derecho: sirve para eliminar lo que no puede evacuar el hígado. Depende del sistema digestivo y se asocia al hígado.

- **La vejiga:** el sentido de la vejiga en general es "Marcaje de territorio". Conflictos de impotencia en el marcaje de territorio.

Afecta, al igual que los pechos, generalmente a las mujeres. Se resiente de la presión educativa recibida durante la infancia. Habitualmente es una persona pudorosa. Es más de tipo "sumisa". Le afectan los celos.

- **En la mujer, los pechos:** reaccionan ante los problemas familiares, ante la falta de estabilidad y de afecto. Pueden congestionarse, volverse dolorosos, desarrollar quistes o tumores.
  - El cáncer en el pecho derecho designa todas las dificultades afectivas y emociones inhibidas en mí como mujer. Tiene que ver con el lado femenino (madre, hija, hermana...), y con los **hijos**, ya sean estos reales o simbólicos (como por ejemplo un negocio, una mascota...); así como con la feminidad, el sentimiento, la familia.
  - El cáncer de pecho izquierdo tiene que ver con el lado masculino (el padre, el esposo, el hijo, el hermano), así como con la masculinidad, la personalidad, la fuerza, el individualismo, la jerarquía (que representa el padre social, el que "educa"), la autoridad. Tiene que ver con sentir **la protección de la pareja.**
- **Los órganos genitales:**
  - **En la mujer:** miedo al abandono, necesidad de recibir y dar, necesidad de proteger y de ser protegida.
  - **En el hombre:** miedo a perder su posición social, necesidad de ser el guía, el macho.
  - **Si hay preocupación por el futuro.** También puede verse afectado el estómago.
- **La piel:** es una persona paradójica. Padece un malestar que quiere disimular, pero su piel lo muestra claramente. Estas son algunas de sus características: rechazo a mostrarse, repliegue sobre sí misma, timidez, sentimiento de vergüenza.

Si bien la piel es la vitrina de nuestra alma, es necesario que los órganos funcionen bien, sobre todo el hígado (afectado por la rabia), los riñones (afectados por los miedos) y el páncreas (afectado por las grandes innominias y el duelo que se rechaza).

Conclusión

Los órganos afectados pueden repercutir sobre diversas emociones, lo que nos va a generar trastornos del sueño. Al contrario, diversas emociones hacen blanco en órganos concretos. En ambos casos, nuestro sueño no será reparador.

Por lo tanto, es imprescindible una salud interior así como un equilibrio recíproco entre nuestra mente y nuestros órganos internos.

2.3. ETIOLOGÍAS ESTRUCTURALES

A nivel estructural, los niveles vertebrales en relación directa con los trastornos del sueño son, según Roger Fiammetti, D.O.:

- C1: ideas que rondan por la cabeza
- T1: miedo a la vida, a la muerte, a perder, al duelo
- T9: miedo de ser abandonado y a ser engañado

Si estos tres niveles vertebrales se presentan en conjunto afectados, predisponen al insomnio. No obstante, cualquiera de estas áreas en restricción de movilidad individual, pueden por sí mismas producir alteraciones del sueño.

Por otro lado, también son muy importantes los niveles occipital, atlas, axis, sacro, coxis y filum terminale, por su relación con la duramadre espinal. El filum terminale sale del hiato sacro junto con la duramadre para unirse en la cara posterior del coxis en el periostio, en el ligamento sacroilíaco y en el ligamento sacrotuberoso.

Cualquier restricción de movilidad o parasitismo que presente la duramadre espinal, repercute directamente sobre el tronco cerebral y, a través de las inserciones en la silla turca, sobre el esfenoides-hipófisis-hipotálamo (ver página 68).

LOS DIAFRAGMAS

Representan otra de las áreas importantes a valorar en todo trastorno del sueño. Cuando presentan hipertonía, actúan como áreas de restricción funcional al deslizamiento longitudinal natural de las hojas fasciales del cuerpo. Estas restricciones transversales repercuten directamente sobre la duramadre espinal, generando alteraciones ya descritas precedentemente.

El diafragma pélvico.
Se ve afectado por trastornos psico-emocionales como:

- Sensación de perder pie.
- Violencia, rabia, frustración.
- Angustia por falta de bienestar.
- Pereza.
- Inseguridad.
- Anorexia mental.
- Cólera, inestabilidad y confusión.
- Estado de vacío y de indecisión.
- Celos, sensualidad grosera, tosca.
- Negación o negativa de la sexualidad.
- Frialdad sexual.

El tratamiento del diafragma pélvico mejora la amplitud y equilibrio del movimiento craneal, desparasitando su acción patológica sobre el tronco encefálico y el contenido craneal.

A nivel psicobiológico, los problemas en este diafragma implican **conflicto de desvalorización respecto a lo que sostengo simbólicamente en mi vida.** Puede ser lo que sostengo en mi familia, el sostén que ejerzo de la empresa, el sostén de la economía del hogar…

Así mismo, también tenemos conflictos referentes a la sexualidad, bien sean agresiones, imposibilidad de concebir hijos o desvalorizaciones personales a la hora de intimar con otra persona.

Inervación diafragma pélvico

- **Sistema nervioso simpático:** T10 a L2 a través del nervio esplácnico mayor y menor
- **Sistema nervioso parasimpático:** S2 a S4, nervio pudendo
- **Inervación del periné:** la inervación del perineo viene dada por el nervio pudendo, nervio motor y sensitivo, el cual nace del plexo sacro (S2-S3-S4).

El diafragma respiratorio.
Se ve afectado por trastornos psicoemocionales como:

- Angustia, miedo, cólera, irritabilidad.
- Agitación interior.
- Insatisfacción profunda.
- Emociones bloqueadas.
- Repliegue sobre uno mismo.

El tratamiento del diafragma respiratorio actúa sobre los órganos adyacentes, sobre L1 y L2, sobre las molestias en las costillas inferiores, sobre el músculo psoas, sobre el músculo cuadrado lumbar, sobre las 3ª, 4ª y 5ª vértebras cervicales (a través del nervio frénico), y sobre el páncreas. Y obtenemos un beneficio sobre el plexo solar, cubo de la basura de las emociones según Robert C. Fulford, D.O.

Inervación del diafragma respiratorio

- Nervio frénico (C3, C4 y C5).

El diafragma torácico alto.
Se ve afectado por trastornos psicoemocionales como:

- Emociones inhibidas.
- Tartamudeo.
- Habladurías sobre uno mismo.
- Ganas de llorar, de chupar, de morder.
- Imposibilidad de comunicar sus experiencias de la vida.
- Las emociones son reprimidas.

El tratamiento del diafragma torácico alto actúa sobre la cintura escapular, la clavícula, la 1ª y 2ª costillas, la 7ª vértebra cervical y sobre la 1ª vértebra torácica. Actúa también sobre la circulación venosa, arterial y linfática entre el cráneo y la cavidad torácica, sobre la entrada de aire en el pulmón y la función cardíaca, sobre la glándula timo y sobre el reflujo linfático en los ángulos venosos izquierdo y derecho.

El diafragma craneal.

Se ve afectado por trastornos psico-emocionales como:

- Autoritarismo.
- Arrogancia.
- Prejuicios.
- Deseo excesivo de poder.
- No encuentra su camino.
- Incomprensión de los hechos.

El cerebro y el cerebelo están en relación directa con el diafragma craneal. El tratamiento del diafragma craneal libera la articulación atlantooccipital con la consiguiente eliminación de tensiones en el área de los agujeros rasgados mayores (yugulares). Con esto, conseguimos mejorar el drenaje venoso y reducir la congestión intracraneal de líquidos. La reducción de dicha congestión contribuye a su vez a favorecer la movilidad del sistema craneosacro, lo cual facilita la relajación y el sueño reparador.

Mejora de la función de los pares craneales IX, glosofaríngeo, X, vago y XI, espinal.

Mejora de la movilidad del occipital y temporales como respuesta a las actividades del sistema hidráulico que se producen dentro de la bóveda del cráneo y el conducto vertebral.

Conclusión

El tratamiento de los diafragmas se muestra imprescindible en cualquier trastorno del sueño.

2.4. ETIOLOGÍAS CRANEALES

En el cráneo, los niveles o áreas con una responsabilidad más directa en la producción de trastornos del sueño son:

LA SEB

El esfenoides se considera la "piedra angular" mecánica del movimiento rítmico de acomodación del cráneo. Si se inhibe la movilidad el esfenoides, se retrasará significativamente el movimiento de todo el sistema craneosacro.

Repercute en los trastornos del sueño por su relación con:

1. **El mesencéfalo:** es el segmento más alto del tronco del encéfalo, conecta el puente troncoencefálico o puente de Varolio y el cerebelo con el diencéfalo. El mesencéfalo y toda unión entre la médula espinal y el córtex deben extenderse a través de la apertura en la tienda por encima de la SEB. En caso de torsiones y disfunciones de la inclinación lateral, estas estructuras pueden dañarse.

   El mesencéfalo es el segmento más prominente del tronco del encéfalo. Contiene en su núcleo, una porción de la formación reticular, incluyendo algunos núcleos que al parecer son importantes para el sueño y la alerta.

2. **El hipotálamo:** puede estar dañado en los casos de disfunción de la inclinación lateral de la SEB. El hipotálamo es una glándula que forma parte del diencéfalo, y se sitúa por debajo del tálamo. Libera al menos nueve hormonas que actúan como inhibidoras o estimulantes en la secreción de otras hormonas en la hipófisis anterior, por lo que se puede decir que trabaja en conjunto con este.

   Suele considerarse el centro integrador del sistema nervioso vegetativo o autónomo, dentro del sistema nervioso central. También se encarga de realizar funciones de integración somato-vegetativa. Regula la homeostasis del organismo en conjunto con la hipófisis. Ver páginas 29 a 33.

3. La hipófisis: en osteopatía craneal, podemos solicitar a la hipófisis por medio del esfenoides y más concretamente la sincondrosis esfenobasilar o SEB.

No puede ser de otro modo, puesto que la silla turca se encuentra en el cuerpo del esfenoides. Dentro de un pequeño nicho, en la silla turca, se encuentra la hipófisis.

Ahora bien, el movimiento mismo de flexión-extensión de la SEB, debido a su mecanismo, hace participar la estructura y también las membranas intracraneales en su maleabilidad.

La inserción de la hoz del cerebro se realiza sobre la apófisis crista galli del etmoides. Durante la flexión, tira hacia arriba y hacia atrás la parte anterior del etmoides que se eleva. La hoz no tiene inserción sobre el esfenoides, mientras que si se inserta sobre el occipital. El hipotálamo se aloja en el tercer ventrículo, y la hipófisis se conecta al hipotálamo por el tronco pituitario. Durante la flexión, el techo del tercer ventrículo y el hipotálamo se elevan y tiran de la hipófisis.

Ahora bien, la tienda de la hipófisis es una relación de la duramadre que entreabre y aprisiona la hipófisis en la silla turca. Esta sigue los movimientos del esfenoides. En la flexión de la SEB, la parte anterior del cuerpo se hunde hacia adelante, mientras que su parte posterior se eleva. Esto causa entonces una verdadera acción de "bombeo" sobre la pituitaria, que sube y desciende, durante la flexión-extensión de la SEB de ahí toda una acción beneficiosa de estímulación de la glándula hipofisaria por la pituitaria.

Gracias al ritmo craneal, existe una verdadera mecánica estructura-función. El M.R.P. que actúa por su propia energía y por su ritmo de dilatación y retractación, estimula y mantiene verdaderamente la función neuro-hormono-glandular.

En efecto, durante la flexión del S.E.B., la contracción de los hémisferios cerebrales y cerebelosos, la dilatación de los ventrículos, elevan, dilatan y excitan a la glándula hipofisaria en su área, y, contrariamente, durante la extensión de la SEB.

Asistimos de hecho, a una respiración verdadera de la función estructural que autoriza la vida y la función de las glándulas endocrinas.

El movimiento del esfenoides es considerado por Magoun como esencial para el buen funcionamiento de la hipófisis. Sobre la articulación esfenobasilar y mayoritariamente sobre la apófisis basilar del occipital, se une la fascia faringo-basilar en continuidad con los constrictores de la faringe y toda la cadena central. La hipófisis tiene pues un impacto sobre las otras glándulas tanto en el plano funcional y humeral como sobre el plano fascial.

Recuerdo anatómico de la hipófisis

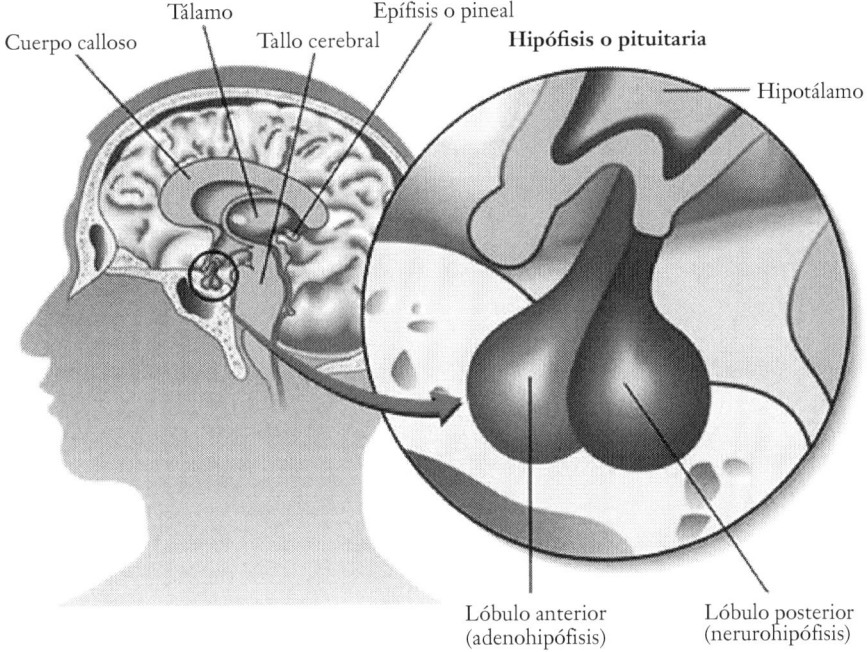

Figura 7. La hipófisis

La hipófisis o glándula pituitaria tiene forma de pera y está situada en una estructura ósea denominada silla turca, localizada debajo del cerebro.

La silla turca la protege pero, en contrapartida, deja muy poco espacio para su expansión. Si la hipófisis aumenta de tamaño tiende a comprimir las estructuras que se encuentran en su parte superior, a menudo presionando las zonas del cerebro que llevan las señales desde los ojos, provocando, posiblemente, dolores de cabeza o problemas visuales.

La hipófisis controla, en gran parte, el funcionamiento de las demás glándulas endocrinas, y es a su vez controlada por el hipotálamo, la región del cerebro que se encuentra por encima de la hipófisis. La hipófisis consta de dos lóbulos, el anterior (adenohipófisis) y el posterior (neurohipófisis).

El hipotálamo ejerce el control de las actividades del lóbulo anterior mediante la emisión de sustancias semejantes a las hormonas que se abocan en los vasos sanguíneos que conectan directamente las dos zonas. A su vez, controla el lóbulo posterior mediante impulsos nerviosos.

Siendo tejido glandular se origina en el ectodermo, es decir, a partir de la piel o de las mucosas. En este caso la hipófisis se origina en la parte superior del paladar, en el "cielo de la boca", y asciende hasta la parte inferior del cerebro, quedando alojada en una pequeña cavidad que el hueso fabrica para ella y que a alguien se le ocurrió llamar "silla turca", que realmente tiene forma de nido. Es sin ningún género de duda la zona más protegida del organismo y es también la mejor irrigada, estando rodeada por un círculo de vasos que aseguran su riego sanguíneo en cualquier circunstancia.

El organismo coloca a la hipófisis en condiciones de "alta seguridad".

Inervación

- Las fibras simpáticas emergen de los ganglios cervicales superiores (C1-C2-C3) e inferiores (C7-T1 y primera costilla).
- Las fibras parasimpáticas emergen del gánglio esfenopalatino.
- Las conexiones nerviosas centrales emergen del hipotálamo y van hasta el lóbulo posterior.
  Nota: el tratamiento de la hipófisis es importante, ya que controla a otras glándulas endocrinas, como el tiroides, el cual es considerado como el director de orquesta del sistema visceral, logrando la armonía entre todos sus miembros, indicándoles el ritmo al que deben funcionar. De ahí, la importancia del tratamiento de la hipófisis y su relación con el sistema visceral. Hipófisis-tiroides-sistema visceral.
- **4. El occipital.** Ver página 73.
- **5. El drenaje venoso del cerebro.** Puede sufrir las consecuencias de las tensiones anormales en las membranas durales y de los

cambios en el agujero yugular, a través del cual sale del cráneo el 95 % de toda la sangre del cerebro. Ello da lugar a trastornos de la fluctuación del LCR. Toda modificación en la fluctuación del LCR influye directamente en el MRP, causa fundamental de muchos trastornos del sueño. La libre circulación de los fluidos corporales, y especialmente intracraneales, es fundamental para tener un sueño reparador.

6. **Uniones fasciales:** La fascia es el tejido más importante para el osteópata. Este tejido es el que transporta el movimiento respiratorio primario por todo el cuerpo y por tanto es de vital importancia para nuestra salud.

Si las fascias se encuentran retraídas o en constante tensión el líquido cefalorraquídeo no podrá pulsar por su interior y la comunicación nerviosa, electromagnética y comunicación neuronal no funcionarán correctamente.

Los últimos estudios clínicos nos confirman todas estas teorías. El tejido fascial es de vital importancia y es el responsable de muchos dolores internos difíciles de eliminar. Todo el cuerpo está formado por tejido fascial y este es el encargado de comunicar e interrelacionar todo el organismo.

Aquí tenemos el puente entre el mundo físico y el mundo sutil. El tejido fascial como parte del sistema nervioso se ve muy influenciado por las tensiones emocionales y mentales, así como por una alimentación llena de tóxicos.

Las fascias relacionadas directamente con la SEB son:
– Lámina superficial de la fascia cervical: se extiende hacia la línea nucal superior
– Lámina prevertebral de la fascia cervical: se inserta en el tubérculo faríngeo, sobre la sutura occipitotemporal.
– Faringe: en el tubérculo faríngeo

7. **Las membranas intracraneales**
   – **Hoz del cerebro:** se extiende a lo largo del surco sagital en dirección descendente hacia la protuberancia occipital interna.
   – **Tienda del cerebelo:** se extiende sobre el cerebelo, entre el borde superior de la porción petrosa del temporal y el seno transverso.

– **Hoz del cerebelo:** se inserta en la cara inferior de la tienda y se extiende desde la protuberancia occipital interna a lo largo de la cresta occipital hasta el agujero occipital. Forma un anillo de fibras muy fuerte que rodea el agujero occipital.
– **Duramadre espinal:** se extiende desde el agujero occipital hasta el hueso sacro.

Estas tensiones anormales de las membranas durales intra y extracraneales provocan trastornos del drenaje venoso y del plexo coroideo, así como de los pares craneales rodeados por la duramadre, tronco encefálico, tratornos del MRP y de la relación cráneo-sacra, etc.

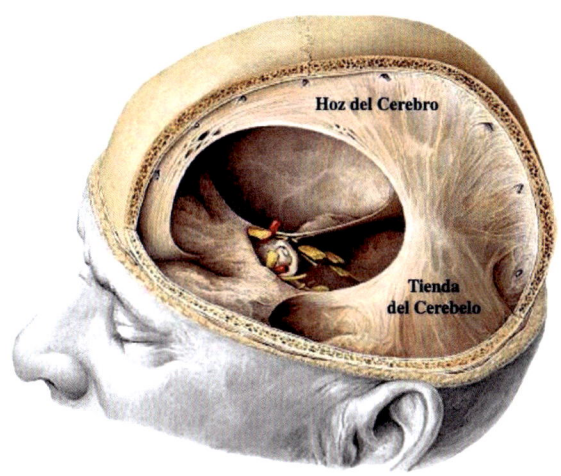

Figura 8. Membranas intracraneales

EL OCCIPITAL

Por su relación con el tronco cerebral. Vér página 43.

El occipital es, probablemente, el hueso más responsable de las disfunciones del sistema craneosacro y de la SEB, por un tono muscular anormal.

Es probable que se deba a que el occipital sirve de inserción a muchos músculos que responden con hipertonía a las tensiones de la vida diaria.

Los efectos de la inmovilidad del occipital sobre el sistema de membranas durales son inmensos. La pérdida de movilidad del occipital

a menudo está causada por la hipertonía muscular. El occipital ofrece una inserción firme a:
- los bordes posteriores de la tienda del cerebelo,
- la cara posterior de la hoz del cerebro,
- las caras posteriores e inferiores de la hoz del cerebelo.

A través de estas inserciones únicas de la membrana dural, el occipital debe ejercer una influencia poderosa sobre el seno recto, los senos transversos, la confluencia de senos, el seno sagital superior y el seno occipital.

La disfunción del occipital puede interferir con la función de los senos venosos. La congestión de líquido en el sistema de senos venosos influye en el sistema de reabsorción del LCR (vellosidades aracnoideas), que se localiza en gran medida en el seno sagital.

Dentro del seno recto, y también influido por la función del occipital, hay un cuerpo pequeño que recuerda una granulación aracnoidea. Este cuerpo se proyecta en el suelo del seno recto cerca de su unión con la vena cerebral magna. Contiene un plexo sinusoidal de vasos sanguíneos que, cuando se llena de sangre, actúa como un mecanismo de control de válvula de bola giratoria. En estas circunstancias, ejerce un control significativo sobre el flujo de salida de la vena cerebral magna lo cual, a su vez, afecta la reabsorción del LCR en el sistema venoso.

La inserción extremadamente firme de la membrana dural en el agujero magno es otro factor que debe tenerse en cuenta. La disfunción del occipital debido a hipertonía muscular debe afectar la función de acomodación y la movilidad del tubo dural espinal. Repárese también en que la duramadre se inserta con firmeza en las caras posteriores del cuerpo de la 2ª y 3ª vértebras cervicales dentro del conducto vertebral. El occipital y las vértebras cervicales superiores pueden considerarse por tanto como una sola unidad funcional. Estos huesos también comparten muchas de las inserciones de los músculos extradurales.

Los músculos que se insertan en el occipital y, por lo tanto, influyen en su función son:
- Largo de la cabeza y recto anterior de la cabeza
- Recto lateral de la cabeza
- Recto posterior mayor de la cabeza
- Recto posterior menor de la cabeza

– Oblicuo superior de la cabeza
– Oblicuo inferior de la cabeza
– Semiespinal de la cabeza
– Trapecio
– Esternocleidomastoideo

EL TEMPORAL

Por su relación con el agujero yugular, la mandíbula y el tronco cerebral.

Los huesos temporales son los más complejos huesos del cráneo. Junto con el hioides y la mandíbula, forman un ensamble funcional indisociable y esencial en el equilibrio del cuerpo y de todas las funciones vitales de la persona.

Son área de inserción de la tienda del cerebelo, por lo que tiene una gran repercusión en el equilibrio de las membranas intracraneales e intraespinales.

Las emociones, en particular los traumas psicológicos violentos y los miedos que modifican el equilibrio neurovegetativo y consecuentemente perturban las funciones viscerales, podrán ser el principio de una lesión del hueso temporal, a través del tendón central del cuerpo.

EL AGUJERO YUGULAR O RASGADO MAYOR

1. **Por su relación con el nervio vago.** Este nervio controla toda la economía visceral. Su disfunción puede repercutir sobre el núcleo ambiguo (maestro de la socialización), y sobre el núcleo dorsal del vago (implicado en actitudes sociales de congelación). Todo ello puede repercutir en la calidad del sueño.
2. **Por su relación con la vena yugular.** Esta vena drena el 95 % de la sangre venosa del cráneo, por lo que su afectación produce gran acúmulo de tóxicos cerebrales, repercutiendo en el MRP y en todas las constantes corporales.

LAS SUTURAS

Las compresiones suturales producen una isquemia de las suturas y estas, a su vez, dolores a través de las fibras nerviosas no mielinizadas.

Se sospecha la posibilidad de trastornos funcionales del sistema nervioso central, provocando trastornos de comportamiento y emocionales.

La sutura más importante es la occípito-mastoidea, OM. De su buena fisiología depende el funcionamiento óptimo del agujero yugular así como del hueso temporal, porque es el punto de unión de dos ejes de movilidad.

Su lesión afectará al occipucio y al temporal directamente, e igualmente al cráneo en su conjunto. Teniendo en cuenta la importancia de la estructura que pasa por el foramen yugular, no es falso afirmar que representa el equilibrio del conjunto que podría ser afectado cuando aparezca cualquier disfunción osteopática.

Por ello, es siempre imprescindible controlar su buena fisiología ya que la experiencia muestra que todo paciente que en consulta presenta generalmente restricciones de un hueso o de una articulación craneal, sobre todo con antecedentes traumáticos severos (latigazo cervical), esta sutura se encuentra afectada.

Su lesión puede provenir de:

- Cualquier estructura muscular: ECOM y digástrico principalmente.
- Lesiones de la articulación atlantooccipital. Por ello, es preciso liberar primero la lesión del occipital, con lo que a menudo se soluciona la lesión de la OM.
- La aponeurosis cervical superficial, que no se inserta en la punta del proceso mastoideo, no es una vía lesional a tener presente. Pero el diafragma estiliano, que también envolverá a estos dos músculos, será una fuente lesional posible.
- Tratamientos odontológicos donde se presiona la cabeza contra el respaldo pueden ser el origen de restricciones de la movilidad articular de la OM.
- En caso de disfunciones de la OM es común encontramos también una disfunción de la sutura esfenopetrosa.

2.5. ETIOLOGÍA HORMONAL

EN LAS MUJERES

Las mujeres son más propensas a padecer trastornos del sueño que los hombres. Estas diferencias se asocian a la acción de las hormonas sexuales. En efecto, los patrones de sueño en la mujer sufren cambios a lo largo del ciclo menstrual, embarazo y menopausia.

En este contexto, cabe destacar que existen trastornos del sueño muy específicos para la mujer; por ejemplo, se ha demostrado que el sexo femenino es dos veces más propenso a sufrir insomnio. Es un hecho que los cambios físicos y hormonales afectan la calidad del sueño; se sabe que la población femenina presenta más fases de sueño ligero y dos veces más de sueño profundo que los hombres.

Influencia hormonal

Las hormonas sexuales que intervienen en la regulación del sueño femenino y que, por tanto, lo hacen diferente al del hombre, incluyen:

Estrógenos: aportan vitalidad física, psicológica y sexual; hacen ser más dinámicas y optimistas. Asimismo, determinan la distribución de grasa en el cuerpo, promueven la pigmentación de los pezones y la región genital. Por otra parte, mantienen en buen estado la consistencia del esqueleto al impedir la fuga de calcio de los huesos durante la edad reproductiva.

El nivel adecuado de estas hormonas, **en su forma de estradiol, aumenta el tiempo total del sueño e incrementa, sobre todo, la duración del sueño REM.** Como bien sabemos, las mujeres que se encuentran en la menopausia (etapa en que finaliza la edad reproductiva), presentan una drástica **disminución en los niveles de estrógenos** hasta desaparecer. Los síntomas de ello son **insomnio y despertares nocturnos,** alteraciones que disminuyen cuando se recurre a la consulta de un osteópata.

Progesterona: esta hormona afecta la parte glandular del seno, induciendo aumento en su tamaño, especialmente, en los días previos a la menstruación. Asimismo, estimula la retención moderada de agua y sodio por parte del riñón, lo que se traduce en discreto incremento del peso corporal y acumulación local de líquidos en senos, abdomen y extremidades inferiores; este efecto es más notorio durante el síndrome premenstrual. Por otra parte, gracias a su acción sobre el cerebro y sistema nervioso central, puede influir sobre la temperatura del cuerpo, al tiempo que estimula los centros respiratorios para mejorar la ventilación (respiración) pulmonar.

Mediante numerosos estudios se ha demostrado que esta hormona **tiene propiedades somníferas, anestésicas y ansiolíticas.** Por tanto, **al encontrarse disminuida altera la calidad del sueño.**

Durante el ciclo menstrual

En las distintas fases de este periodo tienen lugar ciertos cambios en los patrones de sueño. Por ejemplo, en el periodo premenstrual se ha detectado aumento en la etapa del sueño ligero (fase 2), disminución en el sueño moderadamente profundo (fase 3) y en el sueño REM, así como incremento del insomnio y dificultad para despertar en la mañana.

Para analizar con más detalle los efectos del ciclo menstrual, debemos considerar que este proceso se divide en los siguientes intervalos:

- **Fase preovulatoria.** En esta etapa se presenta el sangrado o menstruación, pues al comienzo del ciclo los niveles de estrógenos y progesterona están bajos, lo que ocasiona que el recubrimiento uterino degenere y se desprenda. Durante la primera mitad de esta fase el organismo secreta la hormona folículo-estimulante, la cual favorece el crecimiento de un grupo de entre 3 y 30 órganos pequeños llamados folículos; cada uno contiene un óvulo, y solamente uno de ellos continúa su desarrollo. Antes de que finalice este ciclo se incrementa la secreción de hormonas.
- **Fase ovulatoria.** Uno de los folículos crece y libera un óvulo que viaja hacia el útero a través de las trompas de Falopio, lo cual ocurre en tres tiempos.
- **Fase posovulatoria.** Ahora bien, al llegar al periodo posovulatorio se forma un cuerpo amarillo denominado lúteo, que en presencia de embarazo se encarga de mantener la implantación del

embrión en la cavidad uterina. En ausencia de gestación, esta fase se prolonga por 14 días y, transcurrido ese tiempo, se presenta la siguiente menstruación.

Al respecto, el estudio del sueño en las diferentes fases del ciclo menstrual se ha evaluado mediante el número de despertares que ocurren después de iniciarse el sueño. Se ha observado mayor cantidad de interrupciones durante la fase posovulatoria, en donde los niveles de estrógenos y progesterona declinan, y menor número en la fase posovulatoria temprana, cuando los niveles hormonales se incrementan.

Asimismo, en esta última etapa el porcentaje del sueño ligero (etapa 2) es mayor, y tiende a ser menor durante la fase ovulatoria.

Igualmente se ha encontrado relación directa entre los niveles de progesterona y mayor duración del sueño moderadamente profundo (fase 3).

La osteopatía ofrece muy buenos resultados en los síndromes premenstruales, así como en los trastornos del sueño derivados de ellos.

Durante el embarazo

Con frecuencia, las mujeres embarazadas refieren que duermen mayor número de horas al día y aun así se sienten fatigadas. Dicho estado responde al aumento de los niveles de la hormona progesterona.

Asimismo, en el último trimestre es común que reporten deficiente capacidad para descansar, lo que se debe a que el sueño profundo disminuye y se incrementan los despertares nocturnos. Esto último es generado por calambres, dolor de espalda y ardor de estómago, a lo que se suman los movimientos del feto y aumento en la frecuencia de orinar.

Es muy importante que las mujeres embarazadas sean conscientes y conocedoras de la vital ayuda que puede aportarles un buen osteópata. Con ello mejoramos la calidad de vida de la mujer y del feto durante su desarrollo, facilitamos el parto y mejoramos notablemente la calidad del sueño.

Durante la menopausia

En los años próximos a la menopausia comienzan a aumentar los trastornos del sueño. ¿A qué se debe? Al cambio gradual en el nivel de las hormonas sexuales, el cual impacta directamente en el descanso; en consecuencia, el sueño profundo disminuye y se manifiestan molestos despertares nocturnos.

Diversos estudios han reportado incremento del insomnio durante la pre y posmenopausia, en donde los niveles de estrógenos y progesterona se reducen. Esta disminución hormonal, en especial de los estrógenos, también se asocia a los bochornos, es decir, la repentina sensación de calor y sudoración que causa interrupciones del sueño. Lo anterior se traduce en fatiga y cansancio diurno, irritabilidad y, en algunos casos, depresión.

Cabe destacar que hay algunos trastornos que son más frecuentes en la menopausia, tal es el caso de los desórdenes respiratorios que dan lugar a apnea (interrupción involuntaria de la respiración que despierta al afectado). Se ha observado que estas alteraciones son poco comunes en las mujeres jóvenes, ya que la progesterona defiende a la mujer de este padecimiento durante sus años fértiles.

Es un hecho que las mujeres son más sensibles a sufrir perturbaciones del sueño, pues los cambios hormonales les afectan en gran medida. Por tanto, es recomendable que en cuanto perciba que el sueño no es reparador o experimente despertares nocturnos, dificultad para conciliar el sueño y somnolencia diurna, acuda de inmediato a un osteópata especializado en este tipo de disfunción.

EN EL HOMBRE

La testosterona es una hormona sexual masculina androgénica producida principalmente por los testículos; los ovarios en las mujeres (en cantidades mucho menores), y las glándulas suprarrenales en ambos sexos. Es responsable del crecimiento de las características sexuales secundarias en los hombres.

En el hombre, el Síndrome por Déficit de Testosterona se manifiesta con cansancio, acaloramiento, depresión, irritabilidad, trastornos del sueño, disminución del impulso sexual y disfunción eréctil, reducción de la fuerza muscular y aumento de la grasa corporal.

Casi la mitad de los hombres entre 45 y 75 años presenta unos niveles de testosterona por debajo de lo normal y síntomas que afectan a su calidad de vida.

La existencia de Síndrome de Deficiencia de Testosterona solo se confirma mediante un test de los niveles de testosterona en el individuo. Debido a la importancia de la testosterona en la regulación de procesos del organismo como la formación de los músculos, la regulación de la grasa y la insulina o la función sexual, la alteración de sus niveles produce efectos perjudiciales, que varían desde molestias que afectan la calidad de vida hasta patologías graves como Diabetes Mellitus tipo II, Síndrome Metabólico, además de incrementar el riesgo de sufrir enfermedades cardiovasculares.

Según los expertos, este síndrome no puede equipararse a la menopausia, provocada por la falta de secreción de hormonas sexuales femeninas (estrógenos), ya que las mujeres agotan totalmente la producción de hormonas mientras que los hombres pueden continuar produciendo, aunque en menor cantidad.

El tratamiento alopático consiste en la administración de testosterona mediante inyecciones, parches o gel. Pero presenta muchas graves contraindicaciones por lo que, bajo mi punto de vista, es mejor evitar.

Las contraindicaciones y efectos secundarios de testosterona sintética son:

- La testosterona sintética puede ampliar la próstata de los hombres de edad avanzada y no es recomendable para quienes sufren o son propensos al cáncer de próstata.
- Además, cualquier persona alérgica a las hormonas o cualquier otro de los ingredientes (la testosterona inyectable contiene alcohol bencílico) debe evitar su uso.
- Los pacientes con enfermedad hepática, enfermedad coronaria, dolor en el pecho, el colesterol alto o cualquier persona que ha tenido insuficiencia cardíaca en el pasado deben consultar con un médico primero.
- Como la testosterona puede afectar los niveles de azúcar en la sangre, los diabéticos deben consultar el tratamiento con sus médicos y controlar el azúcar ante cualquier cambio durante el tratamiento.
- La testosterona es considerada una droga de categoría 3 durante el embarazo, lo que significa que se sabe que causa defectos de nacimiento en los fetos. Las mujeres embarazadas deben evitar tomar cipionato de testosterona (medicamento esteroide inyectable).

- Hepatotoxicidad. El uso prolongado de la testosterona exógena puede dar lugar a la hepatitis peliosis (el desarrollo de quistes llenos de sangre dentro del hígado y/o los riñones), que puede causar la muerte. Además, algunas formas orales de testosterona sintética están diseñados para hacer que sea difícil para el hígado descomponerlas a través de un proceso de 17-alfa-alquilación (unión de un grupo alquilo) para conseguir este efecto, que se hizo conocido por causar toxicidad hepática. La testosterona puede provocar cambios en los niveles hepáticos y también puede causar el exceso de sodio y retención de agua, lo que pone presión adicional en el hígado y los riñones.

- La testosterona puede causar una serie de enfermedades graves, incluyendo la presión arterial alta, la reducción de los niveles de colesterol bueno, ictericia (coloración amarillenta de la piel) y enfermedades del corazón.

- También puede causar dificultad para orinar (debido al agrandamiento de la próstata), acné, piel grasosa y edema (hinchazón de los pies y los tobillos).

- La testosterona sintética puede afectar el humor y el bienestar, y los usuarios informaron excitabilidad, aumento de la agresividad, depresión y dolores de cabeza.

- La testosterona puede mejorar las características masculinas, la profundización de la voz y la producción de exceso de vello facial y corporal. Si el exceso de testosterona se convierte en estrógeno, puede dar lugar a la ginecomastia (agrandamiento de las mamas masculinas). Esta condición puede requerir cirugía para corregirse.

- Las mujeres son particularmente susceptibles a los efectos masculinizantes de la testosterona, que también se pueden incluir un alargamiento del clítoris, aumento de la libido y la interrupción del ciclo menstrual.

- Los hombres que toman exógenos de testosterona (no producidos por el cuerpo) durante largos períodos inhiben la producción natural del cuerpo de testosterona, y cuando se interrumpe el tratamiento, puede ser necesario reiniciar la producción natural mediante el uso de la gonadotropina coriónica humana (un precursor natural de la testosterona).

- La manera en que se administra la testosterona también puede causar complicaciones. La testosterona oral puede causar toxicidad hepática; la testosterona inyectable puede causar abscesos, infección y la fluctuación en el deseo sexual, el estado de ánimo y nivel de energía y la testosterona en crema puede causar erupciones cutáneas, irritación de la piel e indicios de calvicie masculina.

Consejos naturales para aumentar la testosterona

1. **La edad, el estrés, el entrenamiento intensivo, el abuso de drogas y algunas enfermedades** disminuyen los niveles de la hormona testosterona y provocan una pérdida de fuerza y masa muscular.
2. **Equilibra tu ración de proteínas.** Las proteínas contienen los aminoácidos que construyen el músculo. Las dietas ricas en proteínas estimulan la síntesis de la hormona anabólica (glucagón) liberando cantidades moderadas de hormona testosterona.
3. **Elige fruta y vegetales como carbohidratos.** Evita el exceso de carbohidratos complejos típicos como los cereales, patatas y pasta porque provocan la liberación de insulina y cortisol, dos hormonas catabólicas (destructoras del músculo) que disminuyen la producción de testosterona y la formación de masa muscular.
4. **Apúntate a la grasa sana.** La testosterona se fabrica a partir del colesterol por lo que las dietas bajas en grasa inhiben la producción de testosterona. Para evitar los inconvenientes de la grasa animal escoge alimentos con ácidos grasos omega-3 como los pescados de agua fría (atún, caballa, arenque, sardinas, salmón, etc.). Puedes elevar naturalmente tus niveles de testosterona añadiendo más grasas saludables, mediante la ingesta de más nueces y semillas, pescados grasos como el salmón y el atún, aguacates, olivas, aceites vegetales, etc.
5. **Elimina grasa corporal.** Cuanto más sobrepeso tengas, o cuanto más alto sea tu porcentaje de grasa corporal, más alto serán tus niveles de estrógeno; debido a que la grasa corporal contiene una enzima llamada aromatasa, la cual convierte tu testosterona 'varonil' en estrógeno 'femenino', haciendo que tus niveles de testosterona desciendan.

6. Elimina el exceso de estrógeno. Para que elimines el exceso de estrógeno en tu cuerpo, el cual te hace una persona más obesa y más débil, de tal forma que tu cuerpo pueda producir naturalmente más testosterona:

- Puedes consumir más vegetales crucíferos crudos, tales como el brócoli, repollo y coliflor, rúcula, verduras de hoja verde; estos vegetales crucíferos contienen un químico llamado diindolylmetano (o DIM) que ayuda a que tu cuerpo elimine el exceso de estrógeno. Además, puedes tomar un suplemento que contenga DIM para eliminar el exceso de estrógeno, o puedes consumir estas otras fuentes de vegetales crucíferos, como col de Bruselas, col china, rábanos, nabos, berzas y col rizada.
- Puedes comer más fibra para limpiar naturalmente tu cuerpo y eliminar las toxinas que causan que tengas exceso de estrógeno, (como los xenoestrógenos del punto 7, a continuación).
- La mayoría de las frutas y vegetales, nueces y lentejas, tienen un alto contenido de fibra.
- Se puede consumir un suplemento de extracto de piel de uva roja (resveratrol), para ayudar a que tu hígado elimine el exceso de estrógeno.

7. Trata de evitar los Xenoestrógenos. Los xenoestrógenos son estrógenos manufacturados por el hombre que se encuentran en cosas como pesticidas, hormonas y esteroides para crecimiento artificial, purificadores de aire y contenedores plásticos; estos xenoestrógenos aumentarán tus niveles de la hormona femenina estrógeno y al mismo tiempo disminuirá los niveles de testosterona, por lo tanto:

- Come más vegetales y frutas orgánicas que estén libres de pesticidas, y si tú compras tus frutas y vegetales en cualquier tienda, asegúrate de lavarlos para disminuir la probabilidad de consumir xenoestrógenos.
- Come carnes de animales criados naturalmente en vez de comer carne de ternera, cerdo y pollo, e incluso leche que provenga de animales que fueron criados usando hormonas y esteroides para crecimiento artificial.
- Usa productos de vidrio para almacenar los alimentos y el agua, y no uses plástico debido a que los productos plásticos tienden

a producir xenoestrógenos que contaminarán los alimentos y el agua, especialmente cuando estos son calentados. Incluso algunas comidas enlatadas contienen protectores plásticos que contienen xenoestrógenos.

– No uses perfumes, colonias o purificadores de aire que contengan parabenos en sus ingredientes. Los parabenos son xenoestrógenos.

Nota: es muy difícil tener que evitar completamente todos los xenoestrógenos, pero si se siguen los consejos de los puntos 4 y 5 podremos aumentar naturalmente la testosterona, mientras al mismo tiempo, eliminamos el exceso de estrógenos sin que tengamos que preocuparnos mucho acerca de evitar los xenoestrógenos.

Debido a que la mayoría de los xenoestrógenos se acumulan en tu grasa corporal, la mejor defensa contra los xenoestrógenos es eliminar grasa de tu cuerpo.

8. **Realiza ejercicio.** Los estudios científicos han demostrado que el ejercicio eleva los niveles de testosterona, siempre que se practique entre 45 a 60 minutos al día. Después de una hora empieza a aumentar el nivel de cortisol y disminuye la testosterona, provocando el catabolismo muscular.

9. **Realiza entre 5 y 7 comidas al día.** Las comidas pequeñas frecuentes ayudan a normalizar los niveles de cortisol y permiten mantener el estado anabólico constante para evitar la pérdida de la masa muscular que has conseguido.

10. **Relájate y evita el estrés emocional.** Cuando te agobian los problemas se pone en marcha un sistema de alarma en respuesta al estrés y aparecen hormonas catabólicas como la adrenalina y el cortisol para proteger el cuerpo y mantener el sistema de alerta.

El estrés provoca una disminución drástica de los niveles de testosterona para ahorrar la energía que se gasta en funciones sexuales y de formación muscular.

Nota: la investigación dirigida por el endocrinólogo del Servicio Público, Matthew Hardy, encontró que las hormonas del estrés como el cortisol, sobrecargan las enzimas responsables de asegurar que las células en los testículos produzcan testosterona.

El cortisol también hace que tengas grasa abdominal, y como ya hemos comentado en el punto 5, contra más obesidad, tendremos más estrógeno y menos testosterona. Por lo tanto, necesitamos dejar de preocuparnos acerca de cosas irrelevantes, evitar sobre ejercitarnos, controlar el temperamento y controlar el estrés; si tienes una actitud más positiva puedes reducir tus niveles de estrés y aumentar la testosterona.

Nota: un estudio reciente encontró que los fanáticos del equipo perdedor tenían niveles de testosterona 50 % menores, después de que su equipo perdió; y los fanáticos del equipo ganador tenían niveles de testosterona hasta un 100 % más altos, después de que su equipo ganó.

Si tomas un suplemento natural como "Ashwagandha" te puede ayudar a reducir el cortisol. Este producto mejora el sistema inmune, aumenta la función mental y combate la ansiedad y la depresión. Hoy en día también se apela a algunos usos tradicionales de la ashwagandha, tales como elevar la función sexual en hombres, incrementar la fertilidad en hombres o en mujeres, inducir el sueño y mejorar el rendimiento deportivo.

11. **Toma entre 1000 a 1500mg de Vitamina C al día.** Si tienes dificultad para evitar el estrés, puedes empezar a tomar entre 1000 a 1500mg de Vitamina C al día. Se ha observado que los niveles bajos de vitamina C aumentan la enzima aromatasa encargada de convertir la testosterona en estrógenos. Además, ingerir 3 gramos de vitamina C antes del ejercicio, disminuye los niveles de cortisol después del esfuerzo.

   – Se ha mostrado que la Vitamina C disminuye los niveles de cortisol permitiendo así que tu cuerpo produzca más testosterona, y al igual que el zinc.

   – La Vitamina C reduce la enzima aromatasa que convierte tu testosterona en estrógeno.

12. **Trata de estar tan Estimulado Sexualmente como sea posible.** Si actualmente no te estás sintiendo sexualmente estimulado (especialmente si eres mayor de 40 años), entonces puedes elevar tus niveles de testosterona si logras sentirte estimulado sexualmente con una mayor frecuencia, así que básicamente necesitas empezar a hacer casi cualquier cosa que esté a tu alcance

para que puedas tener una erección, pero sin utilizar "Viagra"; además, científicos alemanes encontraron que por tener una erección, esto causará que tus niveles de testosterona en circulación se eleven significativamente:

- En un estudio realizado por el Instituto Ludwig Boltzmann para la Etología Urbana en Viena, 10 hombres vieron una película pornográfica de 15 minutos, y se encontró que la testosterona de estos hombres aumentó un 100 % tras la visualización.
- Otro estudio publicado por Psiconeuroendocrinología usó películas con contenido sexual en 9 hombres, y se encontró que sus niveles de testosterona aumentaron dentro de los siguientes 10 minutos de la excitación sexual.
- En un estudio publicado en los Archivos de Comportamiento Sexual, se midieron los niveles de testosterona en 8 hombres durante 3 horas cada 15 minutos, antes, durante y después de mostrarles una película con contenido sexual explícito, y se encontró que hubo un aumento promedio del 35 % en sus niveles de testosterona.

Por lo tanto, si no se consigue el estímulo sexual durante largos períodos de tiempo, puede producir que disminuyan los niveles de testosterona.

13. **Trata de consumir suficientes vitaminas A, B y E.** Las Vitaminas A, B y E (junto con la Vitamina C y el zinc) son esenciales en la producción de testosterona, y si no consumes suficientes Vitaminas A, B, y E te llevarán a tener niveles más bajos de testosterona, pero si tú consumes suficiente cantidad de vegetales y frutas, carnes magras y nueces, entonces no deberías preocuparte demasiado por tener que suplementar tu dieta con una cantidad extra de vitaminas A, B y E.

14. **No dejes sobrecalentar tus testículos.** Para que tus testículos funcionen mejor y produzcan la máxima cantidad de testosterona, necesitan estar entre 34,5°C a 35,5°C, o aproximadamente a una temperatura que sea 2° más baja que tu temperatura corporal. Por lo tanto, si utilizas ropa interior o pantalones muy ajustados, o tomas baños calientes durante mucho tiempo, o se realiza cualquier otra cosa que pueda sobrecalentar los testículos, esto podría inhibir la producción de testosterona. Así pues,

es mejor usar ropa no muy ajustada, previniendo así el sobrecalentamiento de los testículos.

El exceso de grasa en el cuerpo también podría sobrecalentar los testículos.

15. **No bebas Alcohol ni consumas pomelo.** Incluso si son solo 2 bebidas al día, el alcohol hace que sea más difícil que tu hígado desdoble el estrógeno, lo cual a su vez causa que tus niveles de estrógeno aumenten y que también disminuyan tus niveles de testosterona y hasta puede producir impotencia.

El alcohol disminuye los niveles de zinc en tu cuerpo.

El pomelo, al igual que el alcohol puede hacer que tu hígado tenga dificultad de desdoblar el estrógeno. Desde hace por lo menos una década, médicos y farmacéuticos recomiendan evitar el jugo de pomelo cuando se toman ciertos medicamentos, como por ejemplo alguno de los fármacos que controlan la hipertensión o reducen el colesterol. Sucede que este cítrico, al interactuar con los medicamentos contraindicados, puede provocar que una mayor cantidad de los mismos ingrese al flujo sanguíneo dando lugar a posibles efectos secundarios para nada deseables, e incluso peligrosos.

Generalmente, todos estos fármacos encuentran barreras naturales que le dificultan entrar al organismo. La CYP3A4 y CYP1A2 (que se encuentran en el hígado e intestinos), son enzimas intestinales que van destruyéndolos parcialmente a medida que estos son absorbidos.

Pero el jugo de pomelo, inhibe estas enzimas permitiendo justamente que una cantidad mayor de los fármacos se acumule en el organismo.

Los efectos más severos ocurren, probablemente, con alguna de las medicaciones que bajan el colesterol. Al tomar el jugo, el hígado debe ocuparse de este totalmente, provocando que la medicación aumente hasta posibles niveles peligrosos, por ejemplo, causando debilidad en los músculos e incluso fallo renal.

16. **Aumenta tu Testosterona un 40 % con D-Aspartato.** El D-Aspartato es un aminoácido que es producido por tu glándula pituitaria y por los testículos, que aumenta la producción de testosterona. Además, el D-Aspartato también aumenta la producción

de esperma. Está demostrado que los hombres que cada mañana toman 3 gramos de D-Aspartato, aumentan sus niveles de testosterona en un 40 %.

17. **Aumenta la dosis de zinc.** El zinc es el mineral más importante para la producción de testosterona, cuando disminuye su ingesta se observa una disminución de entre el 65 % y el 90 % del nivel de testosterona. Para ayudar a mantener los niveles óptimos de testosterona debes ingerir una dosis de 15 a 25 mg diarios de zinc.

El zinc es muy importante para la producción natural de testosterona (ver tabla 3) , porque previene que la testosterona se convierta en estrógeno (la hormona femenina) impidiendo que la enzima aromatasa haga su trabajo. Además, el zinc en sí mismo convierte el estrógeno en testosterona, y también ayuda a producir un esperma más saludable y un conteo de espermatozoides más alto. Así que realmente, los niveles bajos de zinc pueden causar niveles bajos de testosterona.

La cantidad diaria recomendada de zinc es de 8 miligramos (mg) para las mujeres y de 11 mg para los hombres adultos.

TABLA 3. ALIMENTOS RICOS EN ZINC	
ALIMENTOS RICOS EN ZINC	MILIGRAMOS POR 100G
Ostras	37,9
Germen de trigo	12,3
Sésamo	7,75
Anacardo	5,60
Soja	4,89
Nuez de Brasil	4,59
Piñón	4,28
Avena	3,97
Arroz integral	2,02

O puedes comprar un suplemento que te proporcione al menos 50 a 100 mg de zinc diariamente.

18. **Dormir al menos de 7 a 8 horas cada noche.** Un estudio de la universidad de Chicago mostró que los hombres que durmieron menos tiempo, tenían menores niveles de testosterona que aquellos hombres que durmieron entre 7 a 8 horas y, de acuerdo a un estudio de la universidad de Carolina del Norte, los niveles de testosterona pueden bajar hasta un 40 % cuando no se duerme lo suficiente. Generalmente, los niveles de testosterona son un 30 % más altos en la mañana que en la noche, y esta es la razón por la que nos sentimos más excitados sexualmente por las mañanas. Una pérdida de las erecciones matutinas, o del deseo sexual por las mañanas, puede ser una señal de que la testosterona está descendiendo.

Por lo tanto, necesitamos dormir de 7 a 8 horas de sueño todas las noches, porque mientras dormimos nuestro cuerpo produce la mayoría de la testosterona, y cuanto mejor sea la calidad del sueño, mayor será la cantidad de testosterona que producirá nuestro cuerpo mientras estamos dormidos.

19. **Beber agua.** Es muy importante para nuestro bienestar general. Recuerda que nacemos con un 70 % de agua en nuestro cuerpo. Se recomienda beber entre 1,5 y 2 litros diarios.

PRINCIPALES ÁREAS HORMONALES RESPONSABLES DE LOS TRASTORNOS DEL SUEÑO

- El hipotálamo. Ver páginas 29 a 33.
- La hipófisis. Ver páginas 69 a 73.
- Las glándulas suprarrenales. Ver páginas 90 a 96.

Las glándulas suprarrenales

Las glándulas suprarrenales (figura 9) son unas glándulas maestras en la respuesta de adaptación al estrés. Participan en la reacción de huida o de combate en el momento de un estrés o en el momento de una agresión.

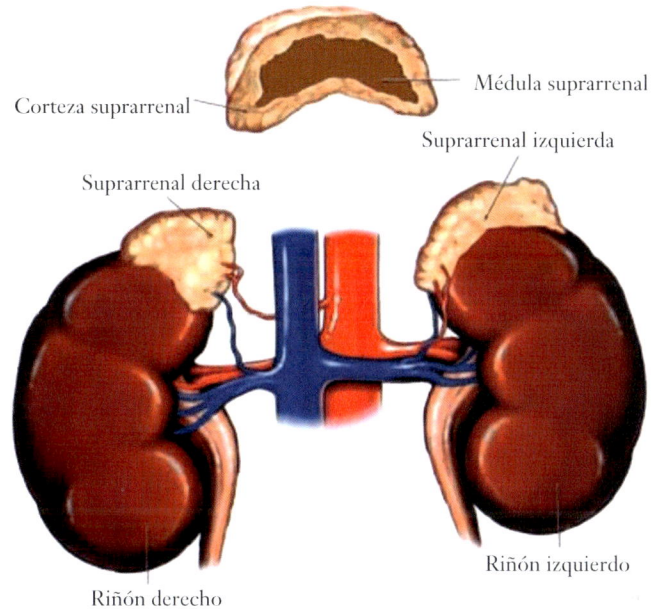

Médula suprarrenal

Corteza suprarrenal

Suprarrenal izquierda

Suprarrenal derecha

Riñón izquierdo

Riñón derecho

Figura 9. Las glándulas suprarrenales

También ayudan al mantenimiento del tono psíquico y físico a las defensas naturales del cuerpo frente al estrés y favorecen la libido. Por su función, estas dos pequeñas glándulas son esenciales para nuestra supervivencia.

Una pérdida total de secreciones córtico suprarrenales conduce rápidamente a la muerte en el plazo de algunos días a una semana.

- **Recuerdo anatómico**

Situadas en el polo superior de ambos riñones, constan de 2 partes: medula (relacionada con el sistema nervioso simpático y secreta adrenalina y noradrenalina) y corteza (secreta hormonas llamadas corticosteroides).

Las dos glándulas se localizan sobre los riñones.

- **Función**

Secretan hormonas. Estas hormonas son de dos tipos 2 tipos: mineralocorticoides y glucocorticoides. La reacción de alarma produce cuando hay estrés, el cerebro envía mensajes a las glándulas suprarrenales produciéndose esta reacción.

Las hormonas de las glándulas suprarrenales hacen que la sangre se desvíe hacia los sitios de emergencia. El cortisol es una de las principales hormonas producidas en la corteza suprarrenal. Refuerza las acciones de la adrenalina y noradrenalina, incrementa el transporte de aminoácidos hacia las células hepáticas y eleva la cantidad de enzimas necesarias para convertir aminoácidos en glucosa. Cuando hay estrés se estimula al hipotálamo para secretar CRH (Hormona liberadora de corticotropina), este estimula el crecimiento de la corteza suprarrenal para mayor producción de cortisol.

La médula suprarrenal produce adrenalina, llamada también epinefrina, y noradrenalina, que afecta a un gran número de funciones del organismo.

Estas sustancias estimulan la actividad del corazón, aumentan la tensión arterial, y actúan sobre la contracción y dilatación de los vasos sanguíneos y la musculatura. La adrenalina eleva los niveles de glucosa en sangre (glucemia).

Todas estas acciones ayudan al organismo a enfrentarse a situaciones de urgencia de forma más eficaz. La corteza suprarrenal elabora un grupo de hormonas denominadas glucocorticoides, que incluyen la corticosterona y el cortisol, y los mineralocorticoides, que incluyen la aldosterona y otras sustancias hormonales esenciales para el mantenimiento de la vida y la adaptación al estrés. Las secreciones suprarrenales regulan el equilibrio de agua y sal del organismo, influyen sobre la tensión arterial, actúan sobre el sistema linfático, influyen sobre los mecanismos del sistema inmunológico y regulan el metabolismo de los glúcidos y de las proteínas.

Además, las glándulas suprarrenales también producen pequeñas cantidades de hormonas masculinas y femeninas.

- **Inervación**
  - Simpático: T10 a L1.
  - Parasimpático: nervio vago, X par craneal.

- **Observaciones sobre su afectación**

Por falta de descanso, de relajación o de reflexión, el umbral de estimulación de las suprarrenales disminuye de tal modo que se embalarán al menor estímulo.

Esta secreción basal más elevada de adrenalina provoca así una simpaticotonía que puede crear los estados siguientes:
- Cólera y comportamiento tiránico.
- Impaciencia, mal humor, ansiedad.
- Tendencia a reñir con otros.

Estos estados pueden tener como causas:
- Depresión, ansiedad, miedos, agresividad, culpabilidad.
- Exceso de trabajo o tensiones físicas y/o emocionales.
- Ejercicios excesivos.
- Falta de sueño.
- Inflamación y/o dolores crónicos y/o cansancio.
- Malabsorción y/o indigestión. Alergias alimentarias. Deficiencias nutricionales.
- Disbiosis intestinal vivida durante un largo período.
- Hipoglucemia debida a una alimentación demasiado rica en glúcidos y azúcar refinada.
- Exposición a toxinas industriales y/o medioambientales.
- Enfermedades crónicas, infecciones pulmonares y bronquitis recurrentes, enfermedades autoinmunes.
- Alergias crónicas y severas.

Desde un punto de vista osteopático
- La lesión somática del marco óseo, fascial y visceral suprarrenal pueden afectar la movilidad libre de estas, comprometer su vascularización y su inervación.
- En la disfunción glandular, la recuperación de la glándula es más difícil, incluso incompleta si hay presencia de lesiones articulares en la región toraco lumbar.

• Signos de hiperfunción

Cuando las suprarrenales funcionan en exceso, asistimos, según la hormona en exceso, a las manifestaciones siguientes. Si el exceso es de los corticoides:
- Cara abotargada, pómulos rojos y con la cara rojiza;

- Aumento de la glucosa sanguínea: corre peligro de padecer diabetes, hipertensión;
- Disminución de la progesterona;
- Osteoporosis, particularmente a nivel vertebral por disminución de la absorción de calcio y de potasio.
- Trastornos del sueño. Si están en hiperfunción, tienen como consecuencia fijar una tasa alta de cortisol por la tarde, pudiendo así causar dificultades a la hora de dormir.

Si el exceso es androgénico:
- Aumento de las secreciones que provocan acné, como es el caso en el momento de la adolescencia donde el crecimiento consume mucho zinc y cobre, dos oligoelementos que pueden templar estos excesos hormonales y que son rápidamente consumidos si el estrés es demasiado grande.
- Exceso de bello sobre la figura y tendencia masculinizante en la mujer.
- En el caso de exceso de aldosterona: retención de agua y de sodio, aparición de calambres, hormigueos de las extremidades.

Si la médula suprarrenal es demasiado solicitada:
- Asistimos a un exceso de adrenalina que conduce a la hipertensión y a la aceleración del ritmo cardíaco.
- La persona se adapta difícilmente al estrés y se siente como electrizada. Este exceso provoca a su vuelta un exceso de secreción de otras hormonas.

• Signos de hipofunción

Las suprarrenales no están constituidas para responder a un estrés constante, sino a una demanda específica y puntual, por lo que tenderán a agotarse.

En este estadio, encontraremos los síntomas siguientes. Entre paréntesis figuran los diagnósticos diferenciales.
- Astenia: este cansancio es a la vez físico y psíquico, aumenta con el día (cansancio glandular generalizado). Dificultad en levantarse por la mañana. Aumento de consumo de cafeína. Cansancio que no se recupera con el sueño.

- Acceso de fatiga brusca hacia las 15-16 horas. Aumento ligero de energía después de la cena. Perturbación del sueño.
- Debilidad, aturdimiento (congestión del hígado), hipotensión ortostática (presión baja, cansancio crónico).
- Dificultad en concentrarse, problemas de memoria, momentos de confusión, agitación, irritabilidad, impaciencia.
- Dificultad en acabar las tareas diarias.
- Disminución de la libido.
- Depresión menor, disminución de ánimo cuando se enfrenta al contacto de otras personas o actividades en general (cansancio glandular).
- Tendencia a la inflamación y a las infecciones repetidas. Descompensación frente a un estrés o frente a una infección. Dificultad a recuperarse de una infección o de un virus.
- Incomodidad epigástrica, dispepsia (carencia en ácido clorhídrico), rabia al consumir sal, azúcar o por alimentos alérgenos por favorecer el aumento de cortisol, dolor abdominal.
- Tendencia a la hipoglucemia y a la deshidratación.
- Deshidratación y lengua seca, micción excesiva, contracciones musculares por falta de aldosterona.
- Dolores de cabeza.
- Tensiones premenstruales.
- Dolores, espasmos en los trapecios y el ECOM.
- Debilidad muscular; fatigabilidad al esfuerzo.
- Alergias, asma (alergias alimentarias).
- También podemos observar una palidez o una hiperpigmentación de la piel (congestión del hígado).
- Uñas frágiles y estriadas (carencias en minerales y zinc, disfunción del hígado).

Nota: bajo el efecto de estrés repetido, si hay agotamiento de las suprarrenales, una hipoglucemia se instala por falta de cortisol.

Si hay agotamiento del páncreas, una hiperglucemia aparece bajo el efecto del estrés.

En esta fase, la función ovárica y testicular disminuye.

- Patologías con un componente suprarrenal
  - Síndrome de fatiga crónica.
  - Fibromialgia.
  - Alcoholismo debido a la hipoglucemia (a la inversa, puede también crearse un cansancio suprarrenal), bulimia.
  - Hipoglucemia.
  - Artritis reumatoide.
  - Infecciones y afecciones pulmonares crónicas.

2.6. ETIOLOGÍA POR CONSUMO DE DROGAS Y/O ALCOHOL

Las alteraciones del sueño han sido asociadas con el uso y el abuso de drogas. Las alteraciones del sueño también han sido relacionadas al uso del alcohol y el alcoholismo crónico.

DROGAS Y SUEÑO

Muchos de los medicamentos con o sin receta médica pueden causar problemas con el sueño. La severidad de los problemas con el sueño que puede causar un medicamento en concreto varía de persona en persona.

Los medicamentos que necesitan receta médica que pueden causar problemas con el sueño incluyen:
  - Medicamentos para la presión sanguínea alta.
  - Las hormonas como los anticonceptivos orales.
  - Los esteroides incluyendo la prednisona.
  - Medicamentos respiratorios.
  - Pastillas para adelgazar.
  - Medicamentos para las enfermedades de falta de atención/hiperactividad.
  - Algunos antidepresivos.

La siguiente lista es de medicamentos que no necesitan receta y que pueden causar problemas de sueño:

- La pseudoefedrina, incluyendo la marca Sudafed®.
- Medicamentos con cafeína (estos incluyen las marcas Anacin®, Excedrin®, y NoDoz®, o medicamentos para la tos y resfriados).
- Las drogas ilegales (o ilícitas) como por ejemplo la marihuana, heroína, la cocaína, las anfetaminas, y las metaanfetaminas.
- La nicotina, que puede interrumpir el sueño y disminuir el tiempo total de sueño. Los fumadores informan de que tienen más sueño durante el día y pequeños accidentes que las personas no fumadoras, especialmente en los grupos de jóvenes.

EL ALCOHOL Y EL SUEÑO

Aunque no todos los licores tienen el mismo efecto, en general la excesiva ingesta de ellos obliga a que acudamos al baño con mayor frecuencia de lo normal. Por eso las bebidas alcohólicas producen deshidratación, lo cual afecta las funciones corporales, entre ellas la forma adecuada de dormir.

El alcohol inhibe la liberación de la hormona antidiurética llamada vasopresina, el químico responsable de avisar a los riñones que reabsorban agua que, de otra manera seguiría hacia la vejiga. El bebedor no recibe esta señal así que necesita ir más veces al baño.

El resultado de esta continua pérdida de agua es un molesto dolor de cabeza que inicia en el centro del cráneo.

A menudo se piensa que el alcohol es una droga sedativa o calmante. Mientras que es verdad que el alcohol puede inducir sueño, la calidad de este sueño suele ser fragmentada durante la segunda mitad del periodo de sueño (especialmente de 1 a 3 de la madrugada), debido al daño que se le produce al hígado. El alcohol aumenta la cantidad de veces que te despiertas en la segunda mitad de la noche cuando los efectos relajantes del alcohol se pasan. El alcohol impide que duermas de manera profunda durante el sueño REM, porque te mantiene en las fases ligeras del sueño. El alcohol es un supresor de la fase REM, así que cuanto más bebemos, menos profundo será el sueño.

Si se consume alcohol justo antes de ir a dormir, los efectos somníferos del alcohol van disminuyendo mientras los efectos perjudiciales irán en aumento. Las interrupciones del sueño causadas por el consumo de alcohol pueden producir fatiga y somnolencia durante el día. Las personas mayores tienen un riesgo particularmente alto para las enfermedades del sueño relacionadas con el alcohol, ya que llegan a niveles de alcohol en la sangre y en el cerebro más altos que los más jóvenes después de consumir una dosis equivalente. El consumo de alcohol a la hora de irse a dormir en otros adultos puede llevar a inestabilidad al andar durante la noche, con el consecuente aumento de caídas y lesiones.

2.7. ALTERACIONES CON LA SEROTONINA

¿QUÉ ES LA SEROTONINA?

La Serotonina (5-hidroxitriptamina, o 5-HT), es una monoamina neurotransmisora sintetizada en las neuronas serotoninérgicas en el sistema nervioso central (SNC) y las células enterocromafines (células de Kulchitsky) en el tracto gastrointestinal de los animales y del ser humano. La serotonina también se encuentra en varias setas y plantas, incluyendo frutas y vegetales.

En el sistema nervioso central, se cree que la serotonina representa un papel importante como neurotransmisor, en la inhibición de: la ira, la agresión, la temperatura corporal, el humor, el sueño, el vómito, la sexualidad, y el apetito. Estas inhibiciones están relacionadas directamente con síntomas de depresión.

Además de esto, la serotonina es también un mediador periférico de la señal. Por ejemplo, la serotonina es encontrada extensivamente en el tracto gastrointestinal (cerca del 90 %), y el principal almacén son las plaquetas en la circulación sanguínea.

¿DE DÓNDE PROVIENE?

La serotonina se produce en la glándula pineal o epífisis (ver página 34), una glándula de secreción interna que forma parte del techo del diencéfalo.

Se origina embriológicamente de una evaginación entre el tálamo y el pretecho. Es una pequeña formación ovoidea, aplanada, que descansa sobre la lámina cuadrigémina, en el tercer ventrículo cerebral.

FUNCIONES DE LA SEROTONINA

Entre las principales funciones de la serotonina está la de regular el apetito mediante la saciedad, equilibrar el deseo sexual, controlar la temperatura corporal, la actividad motora y las funciones perceptivas y cognitivas.

La serotonina interviene en otros conocidos neurotransmisores como la dopamina y la noradrenalina, que están relacionados con la angustia, ansiedad, miedo, agresividad, así como los problemas alimenticios.

La serotonina también es necesaria para elaborar la melatonina, una proteína que es fabricada en el cerebro en la glándula pineal, y es la encargada de la regulación del sueño. La serotonina aumenta al atardecer por lo que induce al sueño y permanece elevada hasta el amanecer cuando comienza a descender.

Otra función importante de este neurotransmisor, es actuar como el reloj interno de nuestro cuerpo, lo que a su vez determina nuestros ciclos de sueño y vigilia. El reloj interno es el encargado de coordinar varias funciones biológicas como la temperatura corporal, la hormona del estrés, cortisol, y los ciclos del sueño. La correcta coordinación de estos tres elementos hace que podamos dormir profundamente y despertar descansados.

Los hombres producen hasta un 50% más de serotonina que las mujeres, por lo tanto, estas son más sensibles a los cambios en los niveles de serotonina.

CAMBIOS EN LOS NIVELES DE SEROTONINA

El estrés, los niveles de azúcar en sangre y los cambios hormonales, sobre todo en los estrógenos, son algunas de las causas por las que serotonina se ve alterada. Los niveles bajos de serotonina, se asocian a desequilibrios mentales como la esquizofrenia, autismo infantil, trastorno obsesivo compulsivo, hiperactividad infantil, depresión, estados de agresividad, migrañas, estrés e insomnio.

El aumento de serotonina en los circuitos nerviosos produce una sensación de bienestar, relajación, mayor autoestima y concentración. La serotonina se puede medir a través de la sangre, aunque no se obtendrá mucha información, debido a que el cerebro y el resto del cuerpo se encuentran separados por la barrera hematoencefálica, una especie de pantalla que no permite el paso de cualquier sustancia al cerebro. Por eso el cerebro fabrica sus propios neurotransmisores.

HIPÓTESIS CIENTÍFICAS SOBRE LA SEROTONINA, LA ANSIEDAD Y EL ESTRÉS

Los científicos descubrieron que una tasa normal de serotonina se relacionaba con el equilibrio emocional, con el humor y con un comportamiento normal. Igualmente, una **carencia en serotonina puede provocar disturbios del sueño**, de la agitación, de la inquietud, de la apatía, de la desesperación, totalmente implicados en la depresión. El comportamiento suicida estaría también relacionado con una carencia en serotonina. La epífisis, por su síntesis de serotonina, es pues crucial en este equilibrio.

- Anatómicamente, la inmensa mayoría de las células serotoninérgicas en el cerebro están situadas al nivel del puente y al nivel del bulbo raquídeo, en el tronco cerebral. Al nivel periférico, la serotonina desempeña un papel en el tono vascular y la motilidad gastrointestinal (Becker, 2006).
- La serotonina es el único neurotransmisor que fija un ritmo temporal. Se concentra más al principio de la primavera y en verano, el período cuando se encuentra menos desórdenes afectivos temporales. Este estado de hecho es sin duda atribuible a la pineal.
- Traumatismos psicológicos muy precoces marcarían la amígdala y el circuito del miedo durante la maduración del cerebro. Estas perturbaciones serían permanentes. La activación de la amígdala por imágenes funcionales sería exagerada en los sujetos con ansiedad.
- Ciertos niños nacen con una capacidad peor de adaptación, es decir suprarrenales más débiles de manera congénita. Esto podría estar relacionado con el estrés que habría podido vivir la madre.

- La herencia genética también desempeña un gran papel; los antecedentes familiares, por lo tanto, se han de considerar.
- Bajo estrés, el eje hipotálamo-hipófiso-suprarrenal (HHS) se acelera con el fin de reaccionar a la situación. Tan pronto como el estrés desaparece, la adrenalina y el cortisol informan a la hipófisis y al sistema límbico para que disminuyan o acaben la secreción de corticostimulina y otras hormonas del estrés. La afluencia de noradrenalina y de serotonina se rehace y el circuito HHS se apacigua.

  El ensayo de tales factores de estrés puede sobrecargar bioquímicamente el cerebro y frenar su capacidad de interrumpir la reacción al estrés. Es el principio de la ansiedad. **Las personas con ansiedad demuestran una hiperactividad del eje HHS.** Una reacción demasiado prolongada puede modificar de manera permanente la química del cerebro y de estos circuitos, produciendo cambios estructurales en ciertas regiones del cerebro. Es el caso, por ejemplo, del hipocampo que puede sufrir pérdidas neuronales importantes bajo el efecto de un estrés prolongado. Un exceso de cortisol hace que los hipocampos se hagan más pequeños. Otros estudios también aportaron una disminución del número de receptores en los glucocorticoides en el hipocampo y la corteza prefrontal entre las personas suicidas.

- **La inhibición de este eje favorece la emergencia de un estado depresivo.** Todo hace creer que el producto final del eje HHS, los glucocorticoides, desempeñan un papel en el estado depresivo influyendo en varios sistemas de neurotransmisores entre los que están la serotonina, la noradrenalina y la dopamina, todos ellos implicados en la depresión. Muchos pacientes seriamente deprimidos tienen una tasa de cortisol sanguíneo elevado provocado por un estrés crónico.

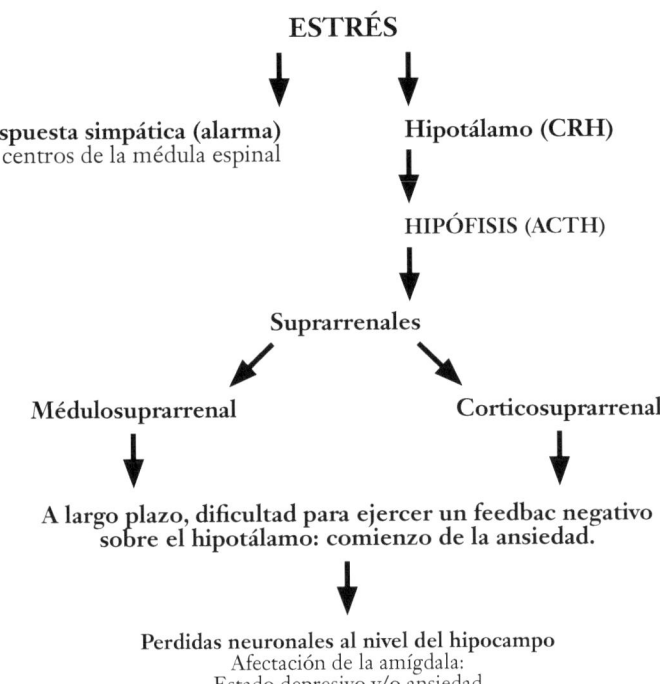

ESTRÉS

Respuesta simpática (alarma)
via centros de la médula espinal

Hipotálamo (CRH)

HIPÓFISIS (ACTH)

Suprarrenales

Médulosuprarrenal

Corticosuprarrenal

**A largo plazo, dificultad para ejercer un feedbac negativo
sobre el hipotálamo: comienzo de la ansiedad.**

Perdidas neuronales al nivel del hipocampo
Afectación de la amígdala:
Estado depresivo y/o ansiedad
Inhibición del eje HHS

Consecuencias del efecto del estrés a largo plazo sobre el eje hipotálamo-hipófisis-suprarrenal y sobre el cerebro en la génesis de la ansiedad y de la depresión.

- **El estrógeno también actúa sobre el sistema nervioso liberando el triptófano** de su transportador, la albúmina. Es a partir del triptófano de donde se fabrica la serotonina. El estrógeno también estimula la producción del triptófano en el cerebro manteniendo tasas óptimas de la serotonina, de dopamina, de acetilcolina y de noradrenalina.

  Todo esto estimula el humor positivo, el pensamiento, la memoria, la percepción, la motivación, el hambre, el instinto sexual y las reacciones al estrés. Demasiadas mujeres en el período de menopausia recurren a antidepresivos mientras que una suplementación simple de estrógenos o fitoestrógenos pueda bastar para ayudarles. Los fitoestrógenos naturales los encontramos en las semillas de lino, semillas de soja, semillas de sésamo, semillas de girasol, tofu, pan de cereales, leche de soja, hummus, ajo, brotes de habas mung y alfalfa, albaricoques, dátiles y ciruelas pasas.

- La influencia de varias hormonas sobre la serotonina y otros mediadores químicos del cerebro pueden generar un impacto enorme sobre los síntomas psíquicos de hombres y mujeres.

CÓMO AUMENTAR LA SEROTONINA

El triptófano es precursor de la serotonina, este aminoácido esencial que es capaz de traspasar la barrera cerebral, no lo puede producir el organismo por lo que debe ser obtenido a través de la dieta.

Las semillas de "Griffonia simplicifolia", una planta que crece en la sabana y en la costa del oeste de África, son ricas en 5-hidroxitriptofano (5-HTP), una sustancia que sirve de nexo entre el triptófano y la serotonina.

Practicar determinadas técnicas de relajación, yoga, meditación ayuda a elevar los niveles de serotonina.

Hacer ejercicio con regularidad, la vida al aire libre, pasear y bailar favorece el incremento de esta sustancia.

Cambiar de actividad, hacer cosas nuevas, emprender nuevos proyectos, viajar... ayuda a que la serotonina aumente.

Son ricos en triptófano las pastas, arroz, cereales, leche, huevos, soja, pollo, pavo, queso, plátano y leguminosas. Ver páginas 35 y 36.

2. 8. ETIOLOGÍAS POR PROBLEMAS ELECTROMAGNÉTICOS

ONDAS NATURALES

Existen numerosas causas que pueden provocarnos una enfermedad o alterar el funcionamiento de nuestro organismo.

Entre las principales causas se encuentran el agitado ritmo de vida, el estrés, una incorrecta alimentación, vida sedentaria, agentes externos como virus, bacterias, etc. Pero hay otro factor muy importante y lamentablemente poco conocido que, sin embargo, es causante de gran parte de las dolencias y enfermedades en los seres vivos. Nos referimos a las **radiaciones telúricas.**

Estas radiaciones patógenas, generalmente llamadas radiaciones terrestres, están originadas por diversas causas que tienen que ver con procesos geológicos o telúricos que acontecen en el interior de la tierra (radiactividad natural, fallas y fisuras geológicas, fricción terrestre, aguas subterráneas, etc.) y, muy especialmente, por un sistema de franjas de radiación consideradas como líneas de fuerza del campo electromagnético terrestre.

Nuestra salud y nuestro bienestar van a depender por lo tanto de la radiación del lugar exacto donde vivimos, sobre todo el lugar donde dormimos o trabajamos.

Los trastornos que puede ocasionar una geopatía van desde el **insomnio**, cansancio al levantarse, dolor de cabeza, dolores reumáticos, cansancio crónico, problemas circulatorios y cardíacos, nerviosismo, irritabilidad, estado de ánimo depresivo, afectación del sistema de defensas, hasta su influencia en enfermedades crónicas, la aparición de un cáncer, esclerosis múltiple o leucemia.

Del estudio realizado por un equipo de médicos, terapeutas y geobiólogos durante varios años, se ha podido constatar y comprobar la influencia nociva de las radiaciones sobre las personas, confeccionando una estadística de todos los casos estudiados, por un lado el médico o terapeuta y por otra parte el geobiólogo, coincidiendo en que las personas afectadas por geopatía sus dolencias eran más graves cuanto más estaban expuestas a radiación, siendo la causa de enfermedad más grave el dormir sobre corrientes de agua subterránea, ya que estas pueden llegar a tener un caudal muy considerable, que sumado a intersección de líneas Hartmann o Curry aumentan las patologías.

Las ondas telúricas (las provenientes de la tierra), también llamadas geomagnéticas, pueden provocar tanto alteraciones electromagnéticas locales en la vertical de dichos fenómenos como cambios en los niveles de radiación ambiental.

1. Corrientes subterráneas

El agua de las corrientes subterráneas, acuíferos, bolsas, sumideros y filtraciones llena las cavidades del subsuelo y circula por galerías subterráneas.

No es que el agua en sí misma sea perjudicial, sino los iones de hidrógeno que emite el agua en movimiento al friccionar con el subsuelo generan un campo electromagnético que sube en vertical atravesando cualquier capa terrestre.

Una exposición continuada comienza dando dolores de cabeza, dolores articulares, **trastornos del sueño**, depresión, nerviosismo, etc., y a largo plazo puede producir patologías neurodegenerativas, leucemia, tumores, cáncer...

2. Fallas

Las alteraciones en forma de discontinuidades o fracturas en las rocas del subsuelo, pueden darse en cualquier lugar, en cualquier ciudad o pueblo de cualquier país del mundo, y en cualquier momento.

Cuando se producen estos movimientos, las partes del terreno que se han fracturado ponen en contacto superficies de naturalezas diferentes o forman cavidades subterráneas. De estos lugares emanan en vertical una serie de energía procedentes del subsuelo, que van desde las radiaciones gamma de diversa intensidad a gases radiactivos. Estas energías, al llegar a la atmósfera, producen una ionización de nuestro entorno y alteran el campo magnético, con los efectos sobre los organismos vivos anteriormente descritos.

3. Líneas de Hartmann

De la tierra emana una complejísima radiación constituida, de una parte, por las energías telúricas y electromagnéticas propias del planeta y, de otra, por las energías y radiaciones cósmicas que él refleja o refracta.

El sistema de franjas de radiación, consideradas como líneas de fuerza del campo magnético terrestre y llamadas "red H" o "red de Hartmann" en honor a su descubridor, Ernst Hartmann, son como paredes invisibles desde la tierra hasta la ionosfera, y su efecto se manifiesta hasta el piso más alto de un edificio, atravesando cualquier tipo de material. Convergen toda una serie de factores distorsionantes, como una mayor ionización, mayor incidencia de radiación cósmica, mayor presencia de radiaciones gamma, mayor afluencia de neutrones desde el interior de la tierra, mayor presencia microondas, etc.

El origen de la red Hartman se atribuye al campo magnético y eléctrico terrestre, (por lo que muchos la consideran como el sistema nervioso de la tierra). Hoy en día resulta más nociva que antaño porque la tierra la utiliza también para canalizar el excedente de campos electromagnéticos artificiales creadas por el hombre (conocido como electrosmog).

Estas radiaciones se originan, por vetas de agua terrestre y fallas geológicas y por un sistema de franjas de radiación que se consideran como las líneas de la fuerza del campo magnético de la tierra.

De la diferencia de potencial, producida por las cargas negativas presentes en la superficie de la Tierra y de las positivas contenidas en la ionosfera, se genera un campo eléctrico natural que, junto con las corrientes telúricas, las retículas geomagnéticas y otras fuerzas, constituyen el conjunto de las radiaciones de la Tierra.

Efectos de las líneas de Hartmann

Estas franjas pueden ocasionar malestares y desequilibrios en la salud física y emocional, cuanto más tiempo permanecemos bajo sus efectos mayores serán sus causas pues debilitan el sistema inmunológico. Esta energía puede incidir sobre nosotros sin que lo sepamos, puede que alguna coincida sobre la cabecera de nuestra cama y su efecto es el **insomnio**, como efecto más simple. Los lugares "alterados" por energías pueden interrumpir el sueño; los niños son especialmente sensibles e intentan evitar estas energías durmiendo en un extremo o atravesados en una esquina de la cama. Un truco para evitar o neutralizar esta energía en el dormitorio es usar materiales aislantes como por ejemplo madera, lana o bambú.

Este exceso energético provocado por la sobre exposición a las energías telúricas o geopatógenas es liberado por el organismo humano de muy diversas formas. Generalmente la hiperactividad y el nerviosismo son las más corrientes, por contra, las personas más tranquilas que no exteriorizan su tensión o no la descargan suelen verse afectadas por dolencias internas más o menos graves.

Observaciones

Durante la noche la tierra descarga las radiaciones solares y cósmicas que ha absorbido durante el día. Entre las 2 y las 4 de la mañana se constata un fuerte incremento en la intensidad de las líneas Hartman, razón por la cual hay personas que suelen despertarse a esas horas.

4. Líneas de Curry

El Dr. Curry juntamente con el ingeniero S. Wittmann y un equipo de colaboradores, detectó en Alemania en los años de la posguerra, una red en sentido oblicuo a los puntos cardinales, esta retícula magnética orientada NE-SO y NO-SE aproximadamente, de mayor tamaño que la red Hartmann, orientada diagonalmente con respecto a esta.

La red Curry está considerada una red "Solar". Algunas teorías de la cosmo-antropología esotérica, consideran que es una distorsión cosmotelúrica o reflejo energético producido por cambios bruscos en el eje de la elíptica del planeta tierra, debidos a cataclismos ocurridos en los tiempos de la pretérita Atlántida.

La separación entre las líneas Curry de orientación Noreste-Suroeste oscila cerca de los 8 metros; y entre las líneas Sureste-Noroeste es de 6 metros. El grosor aproximado es de 40 cm.

Algunos especialistas sostienen la hipótesis de que esta red se forma como consecuencia del efecto dínamo dipolar y toroidal, que se establece por la rotación constante del planeta tierra y la generación de fuertes campos energéticos debidos a la fricción y resistencia entre la corteza terrestre y el núcleo o magma del planeta.

Es de "menor intensidad radiestésica" que la retícula Hartmann a la hora de ser prospectada, pero es mucho más dañina que esta.

5. Radiactividad ambiental

La radiactividad es un fenómeno físico natural que se produce cuando en la estructura atómica de cualquier sustancia no existe un balance correcto entre protrones y neutrones.

La radiactividad ambiental nos llega del cielo (radiación cósmica), del aire que respiramos (que contiene carbono y puede contener gas radón), y del subsuelo (donde puede haber uranio y torio).

El terreno que pisamos o sobre el que están edificadas nuestras viviendas pueden tener granito, arcillas, etc., con una alta concentración de uranio, el cual es muy radiactivo.

En su proceso natural de descomposición, el uranio emite gas radón, que está clasificado por la OMS como la segunda causa de cáncer de pulmón en el mundo. El uranio también está presente en diferentes materiales de construcción y decoración, como gres, cerámicas y ciertos tipos de cemento.

El sol es otro de los elementos que producen radiación con efectos negativos para la salud, especialmente cuando la exposición es prolongada y sin la protección adecuada.

ONDAS ARTIFICIALES

Las radiaciones artificiales son más evidentes fácilmente localizables que las naturales, y aunque en un principio son menos nocivas, debemos ser prudentes, pues todavía desconocemos sus efectos a medio y largo plazo sobre la salud.

Las radiaciones artificiales pueden provenir de fuentes exteriores o de fuentes interiores.

1. Fuentes exteriores

Pueden ser las líneas de alta tensión, antenas de televisión, transformadores de compañías eléctricas, líneas de tren electrificadas, emisoras de radio y televisión de amplitud modulada, antenas de telefonía móvil, wifi, etc.

2. Fuentes interiores

Pueden ser las instalaciones eléctricas de las casas (las nocivas son las que carecen de toma a tierra), cableados mal protegidos, aparatos eléctricos con un amplio campo magnético, routers wifi, electrodomésticos (los peores los microondas, los lavavajillas y la lavadora), radio despertadores, monitores de ordenador, bombillas, el uso de teléfonos móviles, teléfonos inalámbricos, etc.

Diez consejos sencillos de aplicación inmediata:

1. Si sufres insomnio con frecuencia, puede deberse a una corriente subterránea, una falla o un cruce de líneas Hartmann o Curry. **Prueba a cambiar de lugar la cama.**
2. **Ventila la casa diez minutos al día** para evitar concentraciones potencialmente peligrosas de gas radón.
3. **Reduce al mínimo el uso del móvil.** Usa auriculares o aleja el teléfono móvil de la cabeza y del cuerpo mientras hables, siempre que sea posible.

4. No permitas que los **niños menores de 14 años** utilicen móviles o inalámbricos, ya que pueden afectar a su desarrollo.

5. Mantente **alejado del horno microondas** cuando esté funcionando y evita al máximo su funcionamiento.

6. Haz **comprobar la instalación eléctrica** de tu casa y asegúrate de que no emite **contaminación electromagnética**, que dispone de tomas de tierra y que estas están conectadas correctamente.

7. No coloque **una lavadora, un microondas, un horno, una caldera, un lavavajillas, un frigorífico o una placa de inducción** en la pared contigua al cabezal de tu cama o a un lugar de descanso. Las paredes permiten el paso de los campos electromagnéticos que generan estos aparatos.

8. No coloque **radio despertadores, teléfonos inalámbricos o móviles** en las mesillas de noche durante el descanso nocturno.

9. **Apaga el wifi por la noche** y siempre que no lo utilices.

10. Ante cualquier duda al respecto, **consultar con un geobiólogo** que mida las radiaciones que provienen del exterior.

2.9. ETIOLOGÍAS POR FALTA DE HIGIENE DEL SUEÑO

La higiene del sueño significa tener un entorno de sueño ordenado, tranquilo y cómodo, respetando los horarios naturales de descanso, acostándose a la misma hora por la noche y levantándose a la misma hora por la mañana. Asegurarse de tener el número de horas de sueño suficiente para sentirse descansado. El desorden horario al dormir repercute negativamente en el descanso y puede provocar insomnio.

El dormitorio ha de tener una temperatura adecuada a cada época estacional.

Debemos eliminar todo el ruido que nos distraiga y eliminar la mayor cantidad de luz posible.

No utilizar la cama para trabajar u otras actividades que no sean dormir o mantener una relación sexual.

Desde el punto de vista psicológico hay que tratar de evitar las preocupaciones, yendo a dormir con las tareas y los problemas resueltos, en la medida de lo posible.

Las cenas han de ser ligeras, dejando pasar unas dos horas antes de acostarse. Hay que evitar los alimentos pesados, picantes o azucarados 4 horas antes de acostarse.

No hay que tomar alcohol por la noche, ya que a pesar de ser una sustancia depresiva que puede provocar somnolencia, tiene un efecto negativo sobre la calidad del sueño (causa repetidos despertares nocturnos).

Las medidas higiénicas del sueño también implican un programa de ejercicio regular y moderado durante el día, sin que llegue a ser agotador.

Los expertos del sueño recomiendan que el ejercicio se haga al menos seis horas antes de la hora de acostarse, pero hay personas que realizándolo tres horas antes duermen mejor.

Ejemplos de conductas que no respetan la higiene del sueño:

1. Dormir pocas horas por motivos sociales (salir de noche) o por actividades que se realizan en horario nocturno.
2. Hacer ejercicio a última hora del día.
3. Cenar tarde, de forma abundante y desordenada.
4. Hacer siestas excesivamente largas.
5. Tomar demasiadas bebidas con cafeína, fumar.

La falta de higiene del sueño son un conjunto de malos hábitos que cuando están instaurados en la vida cotidiana pueden ser difíciles de cambiar.

A pesar de ello, es importante hacer un esfuerzo para rectificarlos, ya que perjudican a la salud, tanto física como psíquica.

2.10. ETIOLOGÍAS POR CONSUMO DE CIERTOS ALIMENTOS

MALOS HÁBITOS ALIMENTICIOS

Es importante destacar que la gran mayoría de los trastornos del sueño están vinculados con malos hábitos, porque las personas mantienen un hábito alimenticio poco saludable (exceso de alimentos ricos en grasas trans y azúcares, y déficit de vitaminas y minerales) probablemente, no tiene solo uno, tiene varios y relacionados entre sí, y eso repercute de forma directa en la calidad del sueño. Algunos problemas relacionados con los trastornos del sueño son los que presentamos a continuación.

Poco tiempo para comer

El estrés o la ansiedad puede llegar a modificar el ritmo circadiano, nombre que se le da al ciclo horario por el que nuestro organismo se encarga de ajustar la liberación de hormonas y neurotransmisores que normalizan los tiempos de sueño y vigilia. Algunas de las situaciones cotidianas como por ejemplo los horarios laborales, trabajos nocturnos, o la tensión que se acumula durante el día por un intenso ritmo de vida, son las que desordenan nuestra vida y repercuten también en nuestros hábitos alimenticios. Se come cualquier cosa a cualquier hora, sobre todo platos precocinados que agilizan el ritmo de vida pero no siempre son la opción más saludable. El desorden de horarios también afecta a la dieta y ambos directamente al sueño y a nuestra salud.

Comidas abundantes o pesadas

Las cenas abundantes y ricas en proteínas (carnes, huevos, pescados) y en grasas (embutidos, quesos, salsas o frituras, entre otras) provocan un aumento en la secreción de ácido clorhídrico, lo que ocasiona acidez de estómago, que se agravará aún más si a la cena se le añade alcohol o café.

Del mismo modo, un exceso de proteínas dan lugar a la síntesis de serotonina en el cerebro e incrementar la producción de adrenalina, hormona que favorece el estado de alerta en el organismo. En estas situaciones, la digestión se hace lenta y pesada y provoca mayor dificultar para iniciar el sueño. Otro factor agravante es acostarse justo después de cenar, pues ello provoca la subida del contenido ácido del estómago al esófago dando lugar a reflujo, ardor, incluso náuseas y ganas de vomitar. Esta condición no deja conciliar el sueño o bien interrumpe el sueño a media noche.

Platos con abundante cantidad de especias

Los aditivos que contienen algunas comidas como exceso de especias incrementan la temperatura del cuerpo, dando lugar a una situación incómoda y angustiosa por lo que cuesta más dormir.

Alimentos excitantes

Las metilxantinas (cafeína contenida en el café; teína y teofilina en el té o teobromina en el chocolate) provoca en el organismo un efecto eufórico más o menos intenso, ya que se tratan de compuestos químicos que estimulan las conexiones nerviosas. El ginseng también es un estimulante y suele incluirse en algunas bebidas o se puede tomar como un suplemento alimenticio. Un consumo continuado o excesivo de estos estimulantes conduce a un estado de nerviosismo y dificultad para dormir. Además, las bebidas alcohólicas pueden deteriorar el sistema nervioso, ya que son un potente tóxico para las neuronas.

Intolerancias alimenticias

Las aminas biógenas (histamina: pescado, queso, vino, embutidos; la tiramina: quesos, vino, cerveza, embutidos; feniletilamina: alimentos fermentados, pero menos concentración que la tiramina) son algunos compuestos químicos que pueden encontrarse en ciertos alimentos o que se forman en el organismo a partir de algunos aminoácidos de los alimentos.

Existen personas que son sensibles a ellas o que no las toleran y cuando las toman pueden sufrir migrañas, temblores, vómitos, náuseas y otros síntomas que impiden conciliar el sueño. Además, a partir de la histamina, nuestro cuerpo sintetiza la adrenalina y noradrenalina, neurotransmisores vinculados con las fases de vigilia, y no de sueño.

Alimentar el sueño

Mientras estamos durmiendo, nuestro organismo secreta determinadas hormonas (entre ellas la hormona del crecimiento, prolactina, testosterona o melatonina) y neurotransmisores, en especial la serotonina.

Todas estas sustancias están vinculadas con la regulación de los ciclos de sueño y de vigilia. Existen alimentos que por su determinada composición nutritiva y según la cantidad administrada al organismo pueden repercutir sobre el sistema nervioso y tienen una acción directa sobre el sueño. Los nutrientes que incrementan la síntesis de neurotransmisores y hormonas estimulantes del sistema nervioso central (dopamina, adrenalina y noradrenalina) son las que impiden conciliar el sueño; por el contrario, los que fomentan la liberación de reguladores relacionados con la sensación de relajación (melatonina, serotonina) inducen al sueño.

Triptófano para dormir

Como ya vimos anteriormente, el triptófano es un aminoácido esencial (componente básico de las proteínas), imprescindible para formar melatonina y serotonina. Estos son neurotransmisores que ayudan de manera segura y eficaz a restablecer el equilibrio del ritmo circadiano del cuerpo. Esta importante hormona ayuda a lograr un sueño reparador, manteniendo nuestro reloj biológico a lo largo de un período de vida larga y sana. En la dieta, el triptófano se encuentra en diversos alimentos, ya reflejado en la página 35. También pueden encontrarse en forma de suplementos:

- Triptófano
- 5-HTP

Observaciones: si ingerimos alimentos que sean más ricos en carbohidratos que en proteínas junto con alimentos ricos en triptófano o bien triptófano libre, facilita la entrada de este aminoácido en el cerebro, y por tanto se favorece la síntesis de serotonina y melatonina.

Los carbohidratos mejor que no sean refinados, y en cantidad moderada.

Consumo de vitaminas del complejo B

Las vitaminas B1 y B6, concretamente, tienen un papel muy importante en el buen funcionamiento del sistema nervioso. La B6 (Piridoxina) además se requiere para la biosíntesis de serotonina. Comer una cantidad abundante de azúcares simples y dulces puede reducir la acción de la vitamina B1 en el sistema nervioso porque esta vitamina se requiere para metabolizar los azúcares. Ello puede causar dificultad para dormir y es aconsejable evitar estos alimentos. Tomar levadura de cerveza nos aporta todas las vitaminas del grupo B (B1, B2, B3, B5, B6, B7 y B9), excepto la B12.

Más calcio y magnesio

Permiten las conexiones nerviosas. Si se añaden a la dieta en cantidad suficiente, se duerme mejor y se descansa más.

2. 11. ETIOLOGÍAS POR ALTERACIONES DEL RITMO CIRCADIANO

Algunos individuos tienen un desajuste entre el patrón de sueño y el horario socialmente aceptable para dormir. Cuando esto produce un malestar clínicamente significativo se denomina "trastorno del ritmo circadiano del sueño". La fisiopatología subyacente implica una disfunción del oscilador endógeno (localizado en el Núcleo Supraquiasmático del hipotálamo); o bien, una falta de los mecanismos de sincronización con el ambiente (dependientes de la retina y el tracto retino-hipotalámico).

Clasificación de los trastornos circadianos del sueño

Se trata de patologías en las que afecta el momento en el que se produce el periodo principal del sueño, sin afectar necesariamente la cantidad o calidad del sueño en sí.

Los trastornos del ritmo circadiano de sueño descritos por la ICDS (clasificación internacional de los trastornos del sueño) son:

A. Síndrome de retraso de la fase del sueño. Los pacientes con este síndrome tienen un periodo principal de sueño de duración y estructura normal, pero retrasado con respecto al horario social convencional. Es decir, el individuo comienza a tener sueño entre las 02:00 y las 06:00, despertándose espontáneamente entre las 10:00 y las 13:00. Si se ven forzados a iniciar la jornada más temprano (por motivos laborales o académicos) presentarán gran dificultad para despertarse, sufrirán somnolencia matutina excesiva.

Es importante diferenciar este trastorno de aquellas personas que presentan una preferencia horaria nocturna, pero que no presentan malestar clínicamente significativo.

B. Síndrome del adelanto de la fase del sueño. Los pacientes con este síndrome tienen un periodo principal de sueño de duración y estructura normal, pero adelantado con respecto al horario social convencional. Es decir, el individuo comienza a tener sueño entre las 18:00 y las 21:00, despertando espontáneamente entre las 02:00 y las 05:00. Si se ven forzados a prolongar la jornada hasta más tarde (por motivos laborales o académicos), presentan gran dificultad para mantenerse despiertos durante la tarde y la noche, con somnolencia vespertina excesiva.

Es importante diferenciar este trastorno de aquellas personas que presentan una preferencia horaria matutina, pero que no presentan malestar clínicamente significativo.

C. Trastorno por ritmo de sueño-vigilia irregular. Es una alteración del ritmo circadiano del sueño debida a una desregulación de los relojes biológicos internos que avisan de la hora (por ejemplo la hora de despertarse cada mañana), que evoluciona durante un período mínimo de 3 meses, dando lugar a una fragmentación del sueño, tanto diurno como nocturno, que se hace variable e irregular. Esta anomalía de la distribución temporal del sueño tiene una importante relación con las rutinas cotidianas, por lo que puede darse con más frecuencia en las personas que llevan una vida menos estructurada (estudiantes, desempleados, estilo de vida inadecuado tan frecuente en los jóvenes que suelen tener horarios de sueño-vigilia irregulares, o enfermos encamados) o que pierden dichas rutinas (ancianos). Si la duración total del sueño se sitúa dentro de los límites normales para la edad, no suele dar somnolencia.

En los individuos cuyo sueño se fragmenta en 3 episodios o más durante las 24 horas, se observa insomnio e hipersomnia. La queja es de insomnio o de somnolencia excesiva. Presenta un patrón irregular de al menos tres episodios de sueño en el curso de un período de 24 horas durante al menos tres meses. Evidencia de alteración del ritmo cronobiológico por cualquiera de lo siguiente:

1. Demostración de pérdida del patrón normal sueño-vigilia mediante,
2. control polisomnográfico continuo durante al menos 24 horas.

D. Síndrome hipernictemeral. Esta patología produce un ciclo sueño-vigilia superior a las 24 horas, en 1-2 horas diarias, de manera que los períodos de sueño se espacian día a día y se desajustan progresivamente a lo socialmente requerido. De manera periódica el sueño recupera su horario nocturno normal, con mejoría de las molestias. Este ritmo desincronizado del sueño se parece al que se observa en los individuos privados de los principales sincronizadores externos.

Este síndrome es especialmente frecuente en los ciegos; en el caso de que no lo sea es indispensable un examen psicométrico y psiquiátrico para descartar cuadros psiquiátricos (debilidad mental, esquizofrenia, toxicomanía grave) y un examen neurológico con técnicas radiológicas para investigar la región hipotalámica, con el fin de descartar afecciones neurológicas de tipo tumoral o lesivo. La queja principal es dificultad en dormirse o despertarse. Existe unos retrasos progresivos en el comienzo y fin del sueño, con incapacidad para mantener estable el patrón de sueño-vigilia de 24 horas durante al menos 6 semanas.

E. Síndrome del cambio rápido de zona horaria. Este trastorno se caracteriza por un desacople transitorio entre la hora cronológica ambiental y el ritmo sueño-vigilia endógeno, como consecuencia de un viaje rápido entre zonas horarias. Los síntomas dependen de la dirección del viaje con respecto a la rotación de la Tierra. Los viajes hacia el oeste producen un avance relativo de la fase del sueño, mientras que los viajes hacia el este producen retraso de fase.

F. Trastorno del sueño en el trabajador nocturno. Este trastorno se produce cuando un paciente se ve forzado sistemáticamente a permanecer despierto durante su periodo normal de sueño.

Ocurre principalmente en pacientes que trabajan con un sistema de turnos, tanto de noche, de madrugada o rotativos, siendo particularmente severo en estos últimos. Se estima que entre un 5 % y un 10 % de los trabajadores que utilizan estos sistemas presentarían el trastorno (Drake, 2004).

Los síntomas varían según la modalidad de turno y las preferencias personales del paciente, pero en general incluyen somnolencia y disminución de las capacidades cognitivas durante el periodo de vigilia forzada, con insomnio durante el periodo de descanso y sueño no reparador.

Consecuencias de sufrir alteraciones en el ritmo circadiano del sueño

- A corto plazo puede aparecer somnolencia excesiva diurna, desorientación, disminución de las capacidades cognitivas durante el periodo de vigilia forzada, insomnio durante el período de descanso y sueño no reparador.
- A largo plazo puede ocasionar problemas como enfermedades crónicas del hígado, del corazón o de otro órgano vital.

Tratamiento de los trastornos del ritmo circadiano

El objetivo terapéutico consiste en ajustar el ritmo biológico con el horario estándar en el que vive el individuo. Resulta muy difícil adelantar el reloj biológico para sincronizar el ritmo sueño-vigilia, intentando que el paciente se duerma antes de la hora que lo hace habitualmente, pero con relativa facilidad puede retrasarse. Se utiliza:

Cronoterapia

El trastorno del ritmo circadiano del sueño más prevalente, el síndrome de retraso de fase del sueño, se caracteriza por la dificultad de dormirse a las horas que aconseja la sociedad y la dificultad de levantarse por la mañana. Cuando se permite a los pacientes con este trastorno ir a dormir y levantarse cuando ellos quieran, habitualmente su sueño parece normal, excepto que el horario está retrasado. En la cronoterapia se fija una hora de referencia y se retrasa progresivamente la hora de acostarse hasta que se alcanza la hora óptima de sincronización del ciclo sueño-vigilia.

Fototerapia

La luz se ha identificado como el estímulo más potente para cambiar la fase de los ritmos circadianos humanos. Los trabajadores que cambian de turnos deben aumentar al máximo su exposición a la luz solar mientras están despiertos y minimizar la exposición durante el sueño. La radiación de luz artificial mediante focos especiales puede reforzar la adaptación de los ritmos internos al nuevo cambio. La fototerapia es un tratamiento relativamente nuevo, pero eficaz para los trastornos del ritmo circadiano del sueño. Puede utilizarse en los pacientes con retraso de la fase del sueño y también en los que tienen avance de la fase del sueño. La administración de luz al despertarse por la mañana puede adelantar los ritmos circadianos en los pacientes con el síndrome de retraso de la fase del sueño.

De igual manera, se ha usado también la exposición a la luz brillante por la tarde para tratar a los pacientes con somnolencia vespertina temprana y despertar matutino temprano. Esta forma de terapia es un procedimiento que requiere tiempo y que tiene que ser administrado en un momento específico del día. Por consiguiente, su seguimiento puede ser un problema.

Melatonina

Se ha demostrado su implicación en la regulación del ciclo sueño-vigilia, la mejora de los síntomas del jet-lag y el síndrome de retraso de fase.

La melatonina se puede utilizar para tratar la fase retrasada del sueño y los trastornos del ritmo circadiano de sueño-vigilia en los ciegos y proporcionar cierto alivio al insomnio. Trata la melatonina como lo harías con cualquier pastilla para dormir y, en caso de duda, consulta a un profesional.

Tomar melatonina vía oral en cantidades apropiadas, en general, es seguro. Los efectos secundarios más comunes por el consumo de melatonina son:
- Dolor de cabeza
- Mareos
- Náuseas
- Somnolencia

Los efectos secundarios menos comunes de la melatonina pueden incluir sentimientos de depresión de corta duración, temblores leves, ansiedad moderada, cólicos abdominales, irritabilidad, lucidez reducida, confusión o desorientación.

Dado que la melatonina puede causar somnolencia durante el día, no conduzcas ni utilices máquinas durante cinco horas después de tomar el suplemento.

No tomes melatonina si tienes una enfermedad autoinmunitaria.

Nota: el abuso de la melatonina puede ocasionar que la glándula pineal disminuya la producción de esta y ocasione daños colaterales.

Estas son algunas de las posibles interacciones de la melatonina si se toma junto a algunos medicamentos:

- **Anticoagulantes y antiplaquetarios, plantas medicinales y suplementos.** Estos tipos de medicamentos, las plantas medicinales y los suplementos reducen la coagulación de la sangre. Combinarlos con melatonina puede aumentar el riesgo de sangrado.
- **Anticonvulsivos.** La melatonina podría inhibir los efectos de los anticonvulsivos y aumentar la frecuencia de las convulsiones, especialmente en niños con discapacidades neurológicas.
- **Medicamentos para la presión arterial.** La melatonina podría empeorar la presión arterial en personas que toman medicamentos para la presión arterial.
- **Depresores del sistema nervioso central.** El uso de melatonina con estos medicamentos puede causar un efecto sedante aditivo.
- **Medicamentos para la diabetes.** La melatonina puede afectar los niveles de glucosa. Si tomas medicamentos contra la diabetes, habla con tu médico antes de usar melatonina.
- **Anticonceptivos.** El uso de medicamentos anticonceptivos con melatonina puede causar un efecto sedante aditivo y aumentar los posibles efectos secundarios de la melatonina.
- **Sustratos del citocromo P450 1A2 (CYP1A2) y del citocromo P450 2C19 (CPY2C19).** Usa la melatonina con cuidado si tomas medicamentos como diazepam (entre otros, Valium, Valtoco) y otros que están afectados por estas enzimas.
- **Fluvoxamina (Luvox).** Este medicamento que se usa para tratar el trastorno obsesivo-compulsivo puede aumentar los niveles de melatonina y causar somnolencia excesiva no deseada.
- **Inmunosupresores.** La melatonina puede estimular la función inmunológica e interferir con la terapia inmunosupresora.
- **Medicamentos para disminuir el umbral convulsivo.** Tomar melatonina con estos medicamentos podría aumentar el riesgo de crisis epilépticas.

2. 12. ETIOLOGÍAS POR ALTERACIONES DEL SISTEMA NERVIOSO VEGETATIVO

La regulación del sueño depende de una parte del sistema nervioso vegetativo. Este regula los periodos de actividad diurna (predominio del sistema nervioso simpático, y descanso nocturno (predomino del sistema nervioso parasimpático).

Diversos factores como el estrés, cambio de horarios laborales, disfunciones osteopáticas, entre otros, pueden alterar la correcta regulación de los periodos de sueño y vigilia, haciendo que aparezca el insomnio.

Los estados de sueño y vigilia están controlados, principalmente, por la epífisis (glándula pineal, como ya quedó reflejado anteriormente), y por el sistema nervioso autónomo.

La epífisis depende del sistema nervioso autónomo. A nivel simpático, su principal conexión nerviosa es el ganglio cervical superior. En lo que respecta a los ganglios que la inervan a nivel parasimpático, podemos encontrar el ganglio ótico y el pterigopalatino.

Para que la epífisis pueda segregar melatonina e inducir al sueño, necesita más presencia del sistema nervioso parasimpático. Con el ritmo de vida que llevamos, y la utilización nocturna de móviles, tabletas y ordenadores, nuestro sistema nervioso parasimpático no está muy presente a la hora de irnos a dormir, por lo que un estado prioritario del sistema nervioso simpático nos impide conciliar el sueño de manera placentera y fisiológica.

CAPÍTULO 3

DIAGNÓSTICO OSTEOPÁTICO

3.1. ANAMNESIS

La anamnesis es muy importante, pieza clave dentro del diagnóstico osteopático, será la clásica que realiza cada osteópata en consulta. Siempre, independientemente del motivo de consulta, debemos preguntar al paciente que tal duerme. Si la respuesta es BIEN, le preguntaremos si duerme bien sin necesidad de tomar ninguna sustancia o, por el contrario, duerme bien con ayuda de algún medicamento o producto determinado. Aquellos pacientes que nos comunican que duermen mal, o "bien", pero con ayuda de medicamentos (sean de farmacia o de herbolario), debemos ponernos alerta para descubrir la etiología principal de esta alteración del sueño.

Ante un paciente que duerme mal (independientemente de su motivo de consulta), o que acudió directamente por trastornos del sueño, le realizaremos esta anamnesis específica.

TABLA 4. PREGUNTAS CLÍNICAS RELACIONADAS CON PROBLEMAS DE SUEÑO
Su problema relacionado con el sueño consiste en: (puede puntuar varios ítems)
1. Dificultad para conciliar el sueño
2. Despertarse frecuentemente por la noche
3. Dificultad para conciliar el sueño entre las 23:00 y la 1:00 de la madrugada
4. Se duerme fácilmente pero se despierta entre la 1:00 y las 3:00 de la madrugada
5. Se duerme fácilmente pero se despierta entre las 3:00 y las 5:00 de la madrugada
6. Se duerme fácilmente pero se despierta entre las 5:00 y las 7:00 de la mañana
7. Dormirse con facilidad durante el día
8. Hablar cuando está durmiendo
9. Levantarse durante el sueño (sonambulismo)
10. Tener sueños desagradables que le despierten con sensación de ansiedad
11. Despertar por dolor de cabeza
12. Levantarse a orinar durante la noche
13. Despertar por molestias de estómago, acidez, etc.
14. Roncar y/o tener pausas respiratorias mientras duerme
15. No poder dejar de mover las piernas justo antes o cuando se duerme
16. Otro (descríbalo por favor)

Posibles causas relacionadas con las respuestas dadas por el/la paciente:

1: Exceso de preocupaciones, necesidad de solucionar algún problema presente, miedo o estado de alerta (consciente o inconsciente), ansiedad, trastorno psicoemocional, a un síndrome de las piernas inquietas, dormir siestas muy largas.

2: Miedo o estado de alerta (consciente o inconsciente), inseguridades, depresión, estrés o trastorno psicoemocional. También está presente en el síndrome de apnea-hipopnea obstructiva del sueño (SAHOS), nicturia y dolor nocturno.

3: Este horario se corresponde con la Vesícula Biliar. Cuando se tienen problemas para conciliar el sueño durante esta franja horaria, puede ser debido por haber tenido una cena copiosa y el aparato digestivo aún está a pleno rendimiento. La vesícula biliar se afecta también por la ansiedad y el estrés.

4: Asociado a la hiperactivación de la energía de Hígado que a su vez va unida a la emoción de rabia o ira contenida, sentimientos como la impotencia o frustración. Ingesta de alcohol antes de acostarse.

5. En este caso es la energía del Pulmón la que está en hiperactividad y suele ir correlacionada con la emoción de la tristeza, sentimientos de pena o melancolía. También podemos paderer problemas con nuestra capacidad respiratoria. Estar muy cansado y llevar una vida sedentaria pueden provocar una disfunción en nuestra capacidad respiratoria.

6. La energía del Intestino Grueso está en hiperactividad: conflicto para digerir algo que sucede en su vida. Emociones similares a la del pulmón.

7: No está presente en el insomnio, su presencia orienta a trastornos respiratorios del sueño (SAHOS), a síndrome de las piernas inquietas, o a estados de parasimpaticotonía.

8 y 9: Están relacionados con parasomnias.

10: Puede estar relacionado con un trastorno de ansiedad, o trastorno psicoemocional.

11-14: Suelen observarse el SAHOS. El dolor de cabeza también puede deberse a la ingesta de alcohol antes de acostarse.

15: Se observa en el síndrome de las piernas inquietas, debido a trastorno psicoemocional.

3.2. PRUEBAS DIAGNÓSTICAS ESPECÍFICAS

Como este libro trata sobre los trastornos del sueño, nuestro diagnóstico se basa en esta alteración.

El 90 % de los pacientes que padecen trastornos del sueño, lo son por motivos psicoemocionales. Debemos centrarnos en esta cuestión siempre que nos encontremos ante un trastorno del sueño. Pero sin olvidar ni descartar el resto de etiologías.

Existen dos signos o indicadores que nos pueden avisar de la presencia de un trastorno psicobiológico:

– la presencia de emociones dolorosas (sentimientos de ansiedad, depresión o irritación crónica),
– la aparición de conflictos continuados en las relaciones sociales o familiares.

En la mayoría de los casos, los síntomas van acompañados de angustia e interferencia con las funciones personales.

Los trastornos psicoemocionales producen síntomas observables para la persona afectada o las personas de su entorno. Entre ellos pueden figurar:

1. **Síntomas físicos:** trastornos del sueño, problemas tiroideos, dolores variados.
2. **Síntomas afectivos:** tristeza, miedo, ansiedad, etc.
3. **Síntomas cognitivos:** dificultad para pensar con claridad, creencias anormales, alteraciones de la memoria.
4. **Síntomas del comportamiento:** conducta agresiva, incapacidad para realizar las tareas corrientes de la vida diaria, abuso de sustancias (alcohol, drogas, tabaco, comida basura en exceso, etc.).

Los motivos de consulta más frecuentes al osteópata sospechosas de somatizaciones psicoemocionales suelen ser:

• Trastornos del sueño
• Dolor de cabeza, mareo, vértigo
• Alteraciones tiroideas
• Sensación de bola u opresión en la garganta y/o pecho
• Dolores en la columna (lumbar, torácica, cervical, sin etiología traumática)
• Molestias abdominales
• Trastornos intestinales
• Ciclos menstruales irregulares
• Dismenorrea.

En osteopatía disponemos de métodos diagnósticos precisos para detectar las áreas corporales donde el paciente presenta somatizaciones psicoemocionales, así como disfunciones osteopáticas.

A continuación, presentamos el diagnóstico de base en los trastornos del sueño.

1. Diagnóstico del hígado
2. Diagnóstico del plexo solar
3. Diagnóstico del corazón-pericardio
4. Diagnóstico del plexo cardíaco
5. Diagnóstico de la conexión interhemisférica

3.2.1. DIAGNÓSTICO DEL HÍGADO

Principales signos de afectación hepática

- Migrañas, acompañadas a menudo de ganas de dormir, abatimiento, necesidad de aislarse de la luz y el ruido.
- Trastornos de la visión. Al despertarse, la luz del día resulta difícilmente soportable. Algunos días, puede incluso resultar difícil leer la letra pequeña.
- Pelo graso y caspa. El lavado diario es indispensable.
- Una piel hipersensible. Hasta el punto de convertirse en alérgica. Productos como jabones, champús, lavavajillas... que antes no producían ningún efecto de repente desencadenan reacciones cutáneas. Aparecen granos y zonas enrojecidas en la cara, aun en personas que no padecen acné.
- La lengua está blanca y cargada.
- Mal aliento.
- Sudor profuso, al menor esfuerzo, con olor fuerte, incluso desagradable.
- Olfato hipersensible, como un perro de caza, con el olfato muy desarrollado. Los olores desagradables nos repugnan. A veces incluso algunos perfumes nos dan náuseas.
- Encías frágiles y reactivas, sangran por nada. Incluso pueden infectarse.
- Mucosas irritadas y congestionadas. Sinusitis y mucosidad puede indicar disfunción del hígado. La congestión de las mucosas provoca ronquidos nocturnos. El consumo de alcohol o chocolate pueden desencadenar en ciertas personas una sinusitis uno o dos días después, así como tos matutina.
- Orina oscura, de color del té muy fuerte.

- Tez apagada, sin brillo.
- Fatiga física. El menor esfuerzo nos cuesta mucha energía y provoca una intensa sudoración. En los deportistas baja en rendimiento. Una simple copa de alcohol la víspera a una competición puede hacerle perder valiosas centésimas de segundo. Lo mismo una comida inadecuada.
- Insomnio. El sueño se ve entrecortado por numerosas fases de vigilia. Los sueños se convierten en pesadillas. Algunos se ven perseguidos por peligrosos maniacos y sus piernas se niegan a funcionar cuando se trata de huir. Sobrecargado, el hígado se calienta y lo hace saber entre medianoche y las dos de la madrugada.
- El sueño no es reparador. Por ello, uno se despierta cansado, con sensación de vacío.
- Vértigos. Numerosos vértigos no tienen nada que ver con el oído interno sino con el hígado. Sensaciones de ebriedad, de inestabilidad o de estar entre algodones pueden estar relacionadas con el hígado. Algunas teorías hablan de la inflamación de la mucosa del oído interno y una estasis venosa que disminuiría ligeramente el volumen sanguíneo que circula por las venas.
- Digestiones difíciles. Suele decirse "he digerido mal", si las molestias continúan "tengo el estómago revuelto, siempre hago mal la digestión". Suele sentirse una pesadez en el lado derecho. Hacer bien la digestión precisa de mucha energía y al hígado le faltan recursos. Después de comer, cuesta mantener los ojos abiertos, suele presentarse somnolencia.
- Fatiga intelectual. Si el hígado está mal, no es bueno intentar desarrollar actividades que representen un gran esfuerzo intelectual, ya que el hígado robará energía donde pueda, especialmente en el cerebro. La capacidad intelectual se ve afectada.
- Disminución del famoso espíritu combativo. Este, que hace campeones, falla en caso de mal funcionamiento hepático. Se instala el malestar físico y, por resonancia, el psíquico.
- Personalidad colérica.

Condiciones desencadenantes y factores
- Consumo elevado de lácteos, azúcares, café, grasas animales...
- Consumo elevado de alcohol
- Ingestión de medicamentos
- Enfermedades infecciosas en el pasado, bacterianas o víricas
- Transfusión de sangre
- Estancia en los trópicos
- Exposición a tóxicos en el puesto de trabajo

Observaciones
- Cefaleas:
  - Ojo derecho y dolor pulsátil en la frente: hígado
  - Ojo izquierdo y dolor en la nuca: vesícula biliar
- Dolor en la nuca y rigidez de la zona, vía nervio frénico

a. Diagnóstico físico

Palpación hepática

Paciente en decúbito supino, con las rodillas y cuello en flexión. El osteópata a la derecha del paciente (foto 1). La mano izquierda del terapeuta se sitúa detrás de la zona hepática, e imprime un gesto de elevación. La pulpa de los dedos de la mano derecha se sitúan debajo del reborde condrocostal derecho, realizando la palpación del hígado. Deberemos sentir una zona lisa, regular, sin que esto desencadene dolor.

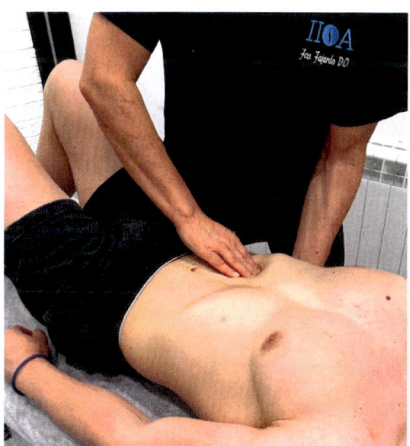

Foto 1. Palpación hepática

TABLA 5. DIAGNÓSTICO POR PALPACIÓN DEL HÍGADO			
HÍGADO	VOLUMEN	BORDE INFERIOR	DOLOR
Congestión	Aumentado	Redondeado	+
Ptosis	Normal pero descendido	Normal, difícil de palpar	–
Cáncer	Aumentado	Duro - Irregular	+
Cirrosis	Aumentado o disminuido	Cortante, duro	–

b. Diagnóstico emocional

Test de relación psicobiológica para el hígado

Los lóbulos prefrontales son la parte del encéfalo responsables del equilibrio racional y emocional. Posiblemente, el área más importante de nuestro equilibrio emocional.

Cuando un órgano está en desequilibrio por una somatización, reaccionan inmediatamente si se valoran junto a los lóbulos prefrontales.

El paciente en decúbito supino. El osteópata sentado junto al paciente, del lado derecho. Situamos nuestra mano craneal sobre el área frontal del paciente, visualizando los lóbulos prefrontales; y la mano caudal sobre la proyección del hígado. Visualizamos la relación entre ambas áreas. El test es positivo cuando percibinos en el hígado algunos de estos síntomas: espasmos, calambres, temblores, sensación de inquietud en el paciente y/o cambio del ritmo respiratorio.

- Si el Hígado funciona bien desencadena impulsos para emprender acciones: pasiones, imaginación, creatividad y decisión.
- Si el hígado funciona mal: incapacidad para concebir planes y realizar acciones. Sueño agitado, sueños violentos y pesadillas. Pulsaciones incontrolables e imaginación desbocada. Ira.
- La energía positiva del Hígado es la decisión.
- Según la MTC el hígado es la residencia del Alma. Cuando pensemos en el Alma, siempre hay que tener presente el concepto de movimiento, al igual que al pensar en las funciones del Hígado. No solo da movimiento a la mente, sino también controla el fluir de las emociones, de la energía, de los sueños y de los objetivos en la vida.

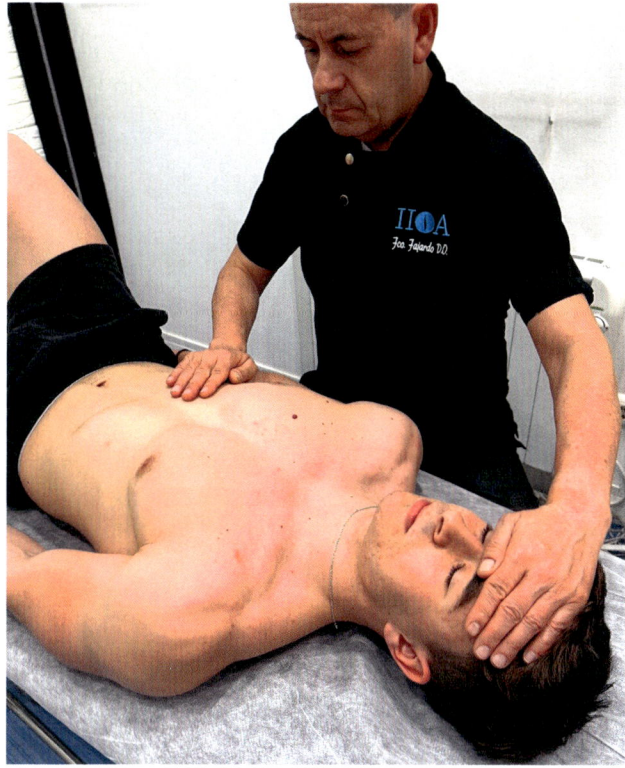

Foto 2. Diagnóstico entre los lóbulos prefrontales y el hígado

3.2.2. DIAGNÓSTICO DEL PLEXO SOLAR

El plexo solar (celíaco) es una de las áreas más importantes en cualquier enfoque emocional. Robert Fulfort, D.O. le denominaba "el cubo de la basura de las emociones".

Corresponde probablemente al enfoque más delicado en caso de angustia. Es el lugar más íntimo y más profundo. El plexo solar representa la personalidad y concentra las cualidades de la mente: la mente racional y personal, la vitalidad, la voluntad de saber y de aprender, de la acción del poder, de deseo, de vivir, de comunicar y participar.

Es el punto de comunicación con otras personas. Se trata de un plexo poderoso que promueve la autoaceptación. A nivel físico, el plexo solar vitaliza al páncreas, cuya función es la transformación y digestión de los alimentos. Comanda también al estómago, la musculatura abdominal, al hígado, la vesícula biliar, al bazo, riñones, suprarrenales, duodeno, costillas 8ª a 12ª y vértebras T11 a L2. Su desequilibrio es responsable por causar secreciones gástricas desordenadas y disfunciones de las glándulas salivares. Cuando el plexo solar se encuentra en disfunción, el sentimiento de inferioridad aumenta y las capacidades mentales tales como lógica y razón pueden disminuir; lo que genera confusión y sentimiento de inseguridad.

El bloqueo de este plexo puede generar actitudes como ambición, gasto compulsivo y ansiedad ante la posición social.

Realizamos el test de relación psicobiológica para el plexo solar.

El paciente en decúbito supino. El osteópata sentado junto al paciente, del lado derecho si es diestro y del lado izquierdo si es zurdo. Situamos nuestra mano craneal sobre el área frontal del paciente, visualizando los lóbulos prefrontales; y la mano caudal sobre la proyección del plexo solar. Visualizamos la relación entre ambas áreas. El test es positivo cuando percibinos en el plexo solar algunos de estos síntomas: espasmos, calambres, temblores, sensación de inquietud en el paciente y/o cambio del ritmo respiratorio.

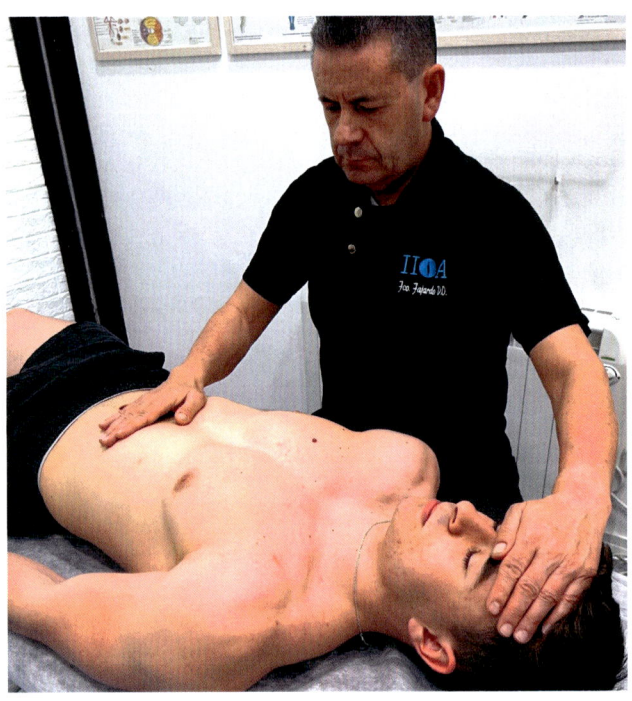

Foto 3. Diagnóstico del plexo solar

3.2.3. DIAGNÓSTICO DEL CORAZÓN-PERICARDIO

El Corazón es el responsable de la coherencia de la personalidad y se expresa en los aspectos más elevados de la inteligencia y en la capacidad para sacar partido de las energías internas y externas.

- Si funciona Bien: mente clara, corazón sereno y discurso inteligente.
- Si funciona Mal: depresión, timidez, incapacidad de percibir situaciones, tendencia a quejarse sin cesar y, en casos graves, alteraciones de la personalidad.

La energía positiva del corazón es la alegría y la felicidad.

Según la MTCH, el corazón es la residencia de la mente. El corazón domina la sangre y, por lo tanto, a través de ella la mente está por todo el cuerpo.

El corazón coordina el psiquismo y configura al ser humano. La mente se deposita en la sangre y esta está controlada por el corazón. Encontramos así una relación muy interesante entre Mente-Sangre-Corazón.

El medio de cultivo de las células es la sangre, es lo que alimenta y organiza el comportamiento celular.

El corazón tiene una influencia significativa sobre las funciones del cerebro y, en consecuencia, sobre todo el cuerpo físico.

El corazón puede inhibir o activar determinadas partes del cerebro según las circunstancias. Es el único órgano del cuerpo con esta capacidad. El cerebro del corazón puede influir en el cerebro de la cabeza, es decir, nuestra manera de pensar y de ver las cosas, nuestra percepción de la realidad y, por tanto, nuestras reacciones ante ella; en particular, nuestras reacciones emocionales.

El campo electromagnético del corazón es 5.000 veces más intenso que el del cerebro, y se extiende a una distancia de entre 2 a 4 metros, Además, produce de 40 a 60 veces más bioelectricidad que el encéfalo.

Realizamos el test de relación psicobiológica para el plexo solar.

El paciente en decúbito supino. El osteópata sentado junto al paciente, del lado derecho si es diestro y del lado izquierdo si es zurdo. Situamos nuestra mano craneal sobre el área frontal del paciente, visualizando los lóbulos prefrontales; y la mano caudal sobre la proyección del corazón. Visualizamos la relación entre ambas áreas. El test es positivo cuando percibinos en el plexo solar algunos de estos síntomas: espasmos, calambres, temblores, sensación de inquietud en el paciente y/o cambio del ritmo respiratorio.

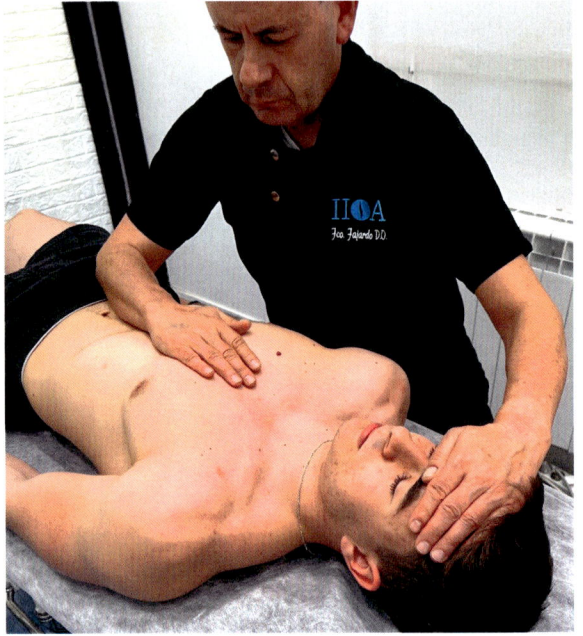

Foto 4. Diagnóstico del corazón-pericardio

3.2.4. DIAGNÓSTICO DEL PLEXO CARDÍACO

El tórax es un área con gran importancia por las relaciones del corazón, pulmones y bronquios en relación al nervio vago y la regulación emocional.

Al tórax se le denomina el tambor psicoemocional, siendo el eco de la angustia de la persona.

Alberga a uno de los órganos más importantes: el corazón, del cual ya hemos descrito su relevancia emocional.

El plexo cardiopulmonar representa el amor incondicional que nos permite amar íntegramente y sin condiciones restrictivas.

En el cuerpo físico, el plexo cardiopulmonar corresponde al corazón, bronquios, pulmones y al timo: cuya función es regular el crecimiento de los niños, dirigir el sistema linfático y estimular y fortalecer el sistema inmunológico.

Cuando está en desequilibrio y desarmonizado, puede producir patologías como: ataque de pánico, calambres, palpitaciones, arritmia cardíaca, rubor, presión arterial alta, enfermedades pulmonares, problemas con el nivel del colesterol, intoxicación, tensión, cáncer e incapacidad de amar.

Bloqueos en este plexo también pueden generar egoísmo, amor sofocante y chantajes emocionales.

Realizamos el test de relación psicobiológica para el plexo cardíaco.

El paciente en decúbito supino. El osteópata sentado junto al paciente, del lado derecho si es diestro y del lado izquierdo si es zurdo. Situamos nuestra mano craneal sobre el área frontal del paciente, visualizando los lóbulos prefrontales; y la mano caudal sobre la proyección del plexo cardíaco, entre la 1ª a 3ª costillas, centrados sobre el esternón. Visualizamos la relación entre ambas áreas. El test es positivo cuando percibinos en el plexo cardíaco algunos de estos síntomas: espasmos, calambres, temblores, sensación de inquietud en el paciente y/o cambio del ritmo respiratorio.

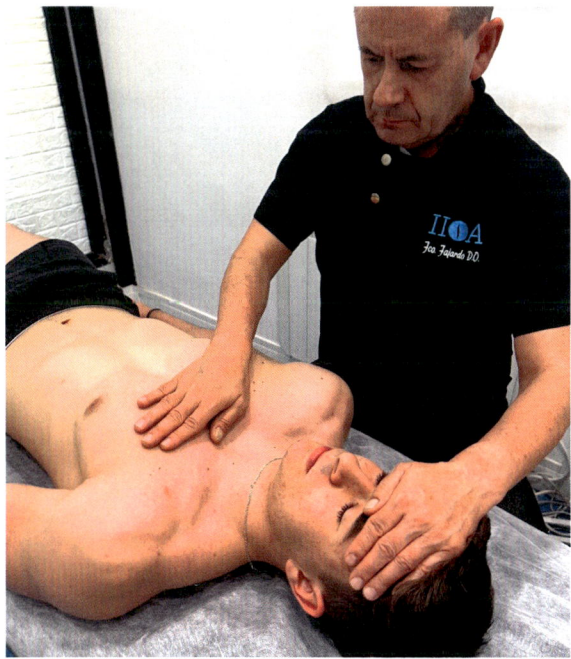

Foto 5. Diagnóstico del plexo cardíaco

3.2.5. DIAGNÓSTICO DE LA CONEXIÓN INTERHEMISFÉRICA

Los dos hemisferios cerebrales están conectados a través de varias comisuras o vías transversales entre ellas el **cuerpo calloso** (figura 10), la comisura anterior y la comisura posterior. El cuerpo calloso que consta del pico, la rodilla, el cuerpo y el esplenio o cola, contiene unos 200 millones de fibras nerviosas que posibilitan una rápida comunicación interhemisférica.

Las vías de asociación permiten una rápida comunicación entre las dos conexiones. La disfunción de estas vías puede provocar diversos síntomas comportamentales, trastornos del sueño, cognitivos y de personalidad, entre los que incluyen trastornos de lectura, ortografía y cálculo en los niños.

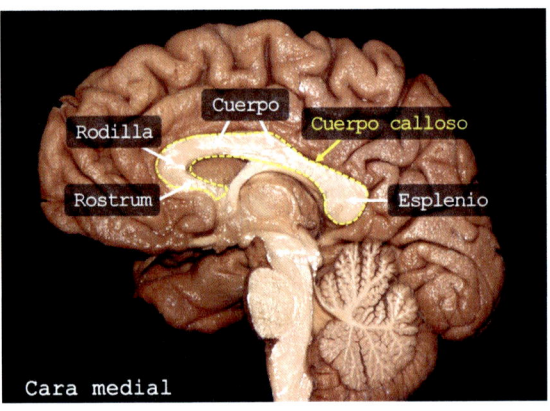

Figura 10. El cuerpo calloso

Valoración de la conexión interhemisférica a nivel del cuerpo calloso

El centro de la palma de las manos está centrado frente a la proyección del centro del cuerpo calloso, es decir, en el centro de la sutura parietocamosa de cada lado (foto 6). El resto de la mano y el pulgar están en sintonía con los hemisferios. El principio es tratar de percibir el libre ir y venir de un movimiento energético entre los dos hemisferios. Es un poco como jugar con el intercambio de líquido entre dos globos conectados por una zona central (figura 11). Si este intercambio no se percibe de derecha a izquierda y de izquierda a derecha, afectación interhemisférica en el cuerpo calloso.

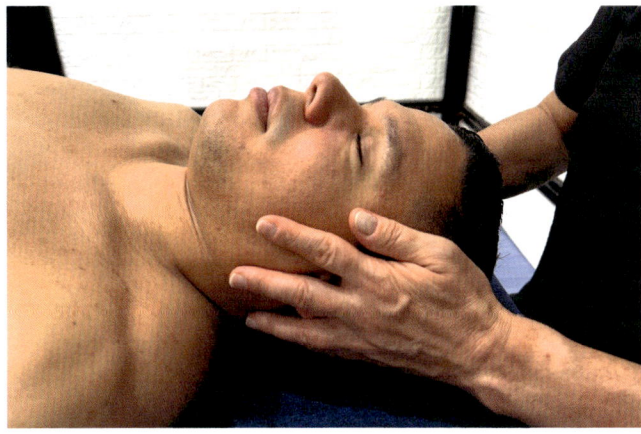

Foto 6. Valoración de la conexión interhemisférica a través del cuerpo calloso

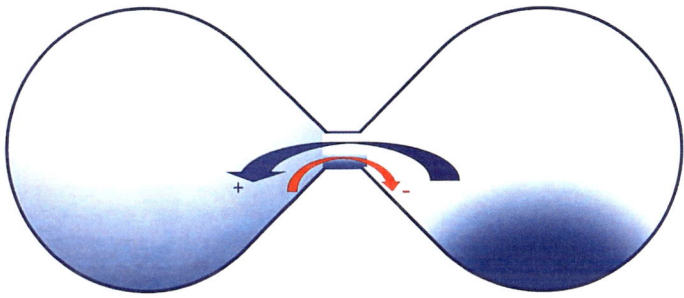

Figura 11. Valoración de la conexión interhemisférica a través del cuerpo calloso

3.2.6. OTROS DIAGNÓSTICOS

Otras áreas que podemos valorar son:

- Las vértebras C1, T1 y T9, así como los diagragmas
- La SEB, el occipital, los temporales, las suturas (especialmente la OM).

No vamos a mostrarlos en este libro, pues cualquier osteópata debe dominarlos.

CAPÍTULO 4

TRATAMIENTO OSTEOPÁTICO

4.1. TRATAMIENTO GENERAL

Dado que las etiologías son muy diversas, no podemos ofrecer un tratamiento único. Nuestro enfoque terapéutico se basará en la prioridad que nos haya marcado el diagnóstico en cada caso.

A continuación, vamos a mostrar el tratamiento de las áreas clave en los trastornos del sueño, las más importantes y poderosas para solventar o ayudar de manera significativa en este tipo de disfunciones.

Por supuesto, el osteópata esperimentado sabrá elaborar su propio enfoque terapéutico, orden de tratamiento y prioridad terapéutica, en base al diagnóstico realizado y a la etiología principal que desencadene el trastorno del sueño en su paciente.

4.1.1. TRATAMIENTO DEL TIMO

Independientemente de la existencia de cualquier signo clínico asociado a una disfunción tímica, utilizamos una técnica de estimulación de la motilidad del timo cada vez que necesitamos estimular al vago moderno, lo que ocurre casi siempre en los desequilibrios del SNA, en las condiciones psicosomáticas y en los trastornos del sueño.

Una segunda indicación atípica está representada por asimetrías en el funcionamiento de los dos hemisferios cerebrales y bloqueos funcionales del cuerpo calloso.

Técnica de motilidad del timo

El timo está situado en el mediastino superior. Su parte inferior está relacionada con el pericardio, su parte anterior con el manubrio esternal y la parte superior del cuerpo esternal, y su parte posterior con la vena cava superior, los vasos braquiocefálicos y el arco aórtico (figura 12).

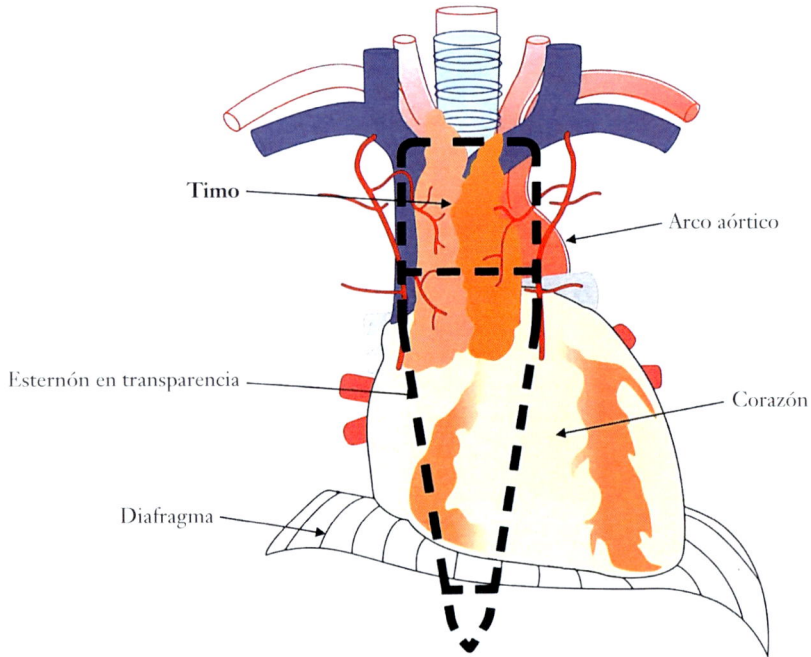

Timo

Arco aórtico

Esternón en transparencia

Corazón

Diafragma

Figura 12. Proyección anterior del timo

Según Alain Auberville, D.O., el movimiento de motilidad del timo corresponde al posicionamiento de los dos lóbulos del timo, originados en la tercera y cuarta bolsas faríngeas, hacia abajo y hacia la línea media.

En la práctica, la motilidad también puede percibirse como un movimiento de apertura-cierre (una flor que se abre y luego se cierra), asociado a un movimiento de arriba abajo.

Sabiendo que, en el adulto, el timo solo representa unas pocas células incrustadas en el tejido adiposo, es legítimo preguntarse si esta motilidad sigue existiendo o es realmente perceptible. La respuesta sería negativa si la motilidad fuera realmente un movimiento físico, cuantitativamente medible. Pero tenemos la hipótesis de que la motilidad podría ser la expresión de un campo, o de un frente de onda.

En este caso, la percepción de esta motilidad sería para el osteópata "sintonizar" con la energía particular de la estructura con la que quiere relacionarse. La visualización del timo así como nuestro objetivo terapéutico son las claves en esta técnica.

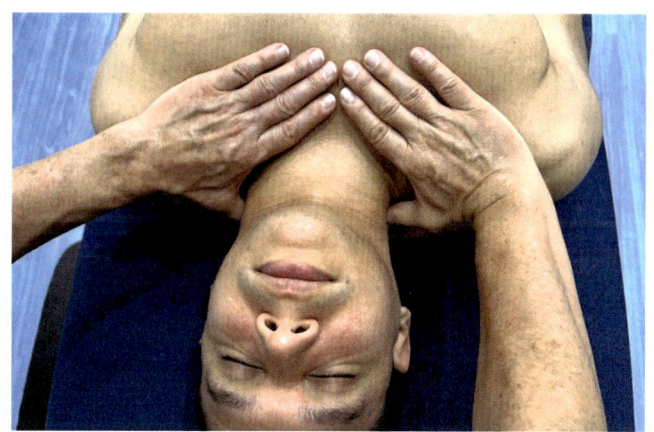

Foto 7. Técnica de motilidad del timo

4.1.2. TRATAMIENTO DEL LOS LÓBULOS PREFRONTALES

La corteza prefrontal es, entre otras cosas, responsable de controlar la memoria emocional almacenada en la amígdala (sistema límbico).

La mayoría de las manifestaciones corporales emocionales son gestionadas por el hipotálamo: rubor, sudoración, taquicardia, náuseas, diarrea, necesidad de orinar...

Es el verdadero cerebro de toda la vida vegetativa, el guardián vigilante de toda la información inconsciente del cuerpo y el transductor de las manifestaciones emocionales en reacciones biológicas, fisiológicas, nerviosas e inmunitarias.

Esto lo convierte en el relevo entre el control (más o menos eficaz) ejercido por los lóbulos prefrontales y las respuestas del SNA en todo el cuerpo. Por lo tanto, la regulación de la actividad del plexo solar también depende de este control prefrontal.

Antonio Damasio ha demostrado que la experiencia emocional es esencial para el razonamiento y el comportamiento adecuados (gestionados por el área prefrontal del cerebro): las experiencias emocionales positivas (placer) o negativas (desagrado) se memorizan y, por tanto, confieren valor a nuestras experiencias. Es un proceso de aprendizaje que condiciona y colorea nuestras representaciones mentales, nuestro juicio y, por tanto, también los comportamientos automáticos o reflexivos que ponemos en práctica. Este proceso puede ser, pues, constructivo y evolutivo, pero también es fuente de reacciones desadaptativas e irreprimibles (fobias, por ejemplo), especialmente cuando la amígdala está implicada (almacenamiento de recuerdos relacionados con el miedo).

Por lo tanto, existe un eje de regulación de las reacciones emocionales que parte de la corteza prefrontal, transita por el hipotálamo y luego por los distintos plexos antes de desembocar en los órganos (figura 13). Son estos últimos los que van a manifestar respuestas emocionales somáticas, pero también descompensaciones psicosomáticas.

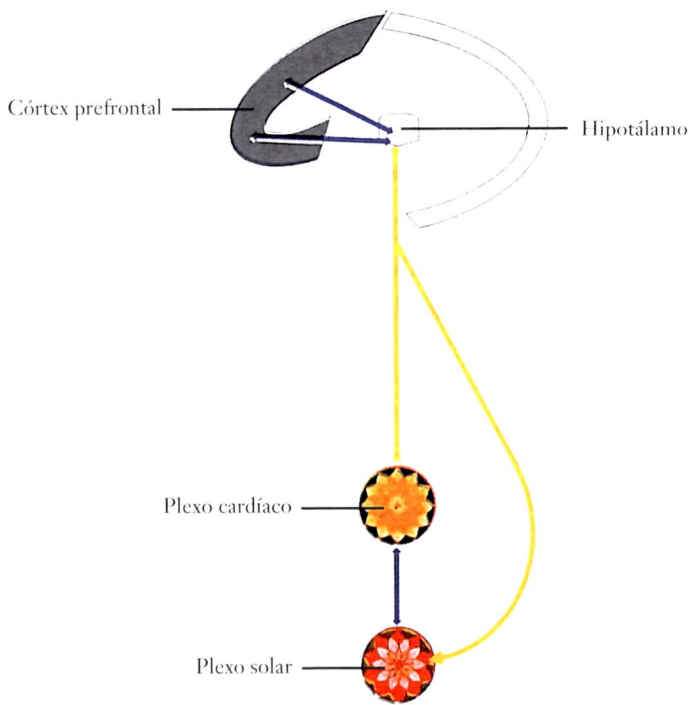

Figura 13. Eje de regulación emocional

Normalización de los lóbulos prefrontales

Paciente en decúbito supino. El osteópata sentado a la cabecera del paciente, con ambas manos planas sobre cada lóbulo prefrontal.

El hemisferio dominante nos dará una sensación de plenitud en la prueba de motilidad, de congestión, con muy poco o ningún movimiento. Cuando hay movimiento, este se percibe como desigual, irregular.

El otro hemisferio nos dará una sensación de vacío en la prueba de motilidad, con movimiento presente pero de baja intensidad.

El test debe realizarse simultáneamente en ambos hemisferios, con las manos extendidas sobre cada lóbulo prefrontal (foto 8).

Nuestro objetivo será equilibrar el movimientos de ambos lóbulos prefrontales. En un primer tiempo nos "fundimos" con ambos lóbulos prefrontales y nos dejamos llevar hacia el movimiento facilitado, manteniéndonos ahí hasta la liberación. En un segundo tiempo movilizamos ambos lóbulos prefrontales siguiendo su movimiento de motilidad natural:

- Durante la fase de inspiración del MRP ambos lóbulos prefrontales realizan un movimiento antero-caudal y una rotación externa de cada lóbulo, lo cual produce la separación de la cisura interhemisférica.
- Durante la fase de espiración del MRP ambos lóbulos prefrontales realizan un movimiento postero-craneal y una rotación interna de cada lóbulo, lo cual produce la aproximación de la cisura interhemisférica.

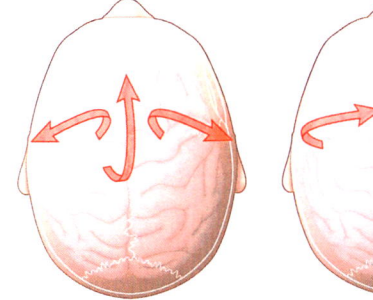

Figura 14. Motilidad del encéfalo

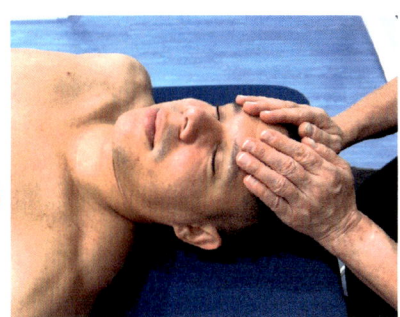

Foto 8. Test y normalización
de los lóbulos prefrontales

4.1.3. TRATAMIENTO DEL CUERPO CALLOSO

El centro de la palma de las manos está centrado frente a la proyección del centro del cuerpo calloso, es decir, en el centro de la sutura parietocamosa de cada lado (foto 9). El resto de la mano y el pulgar están en sintonía con los hemisferios. El principio es tratar de percibir el libre ir y venir de un movimiento energético entre los dos hemisferios. Es un poco como jugar con el intercambio de líquido entre dos globos conectados por una zona central (figura 15).

Podemos entonces, por inducción, favorecer el paso, las comunicaciones, en el sentido del hemisferio fijado en dominancia hacia el que es hipoactivo, a la vez que trabajamos con la motilidad de los hemisferios.

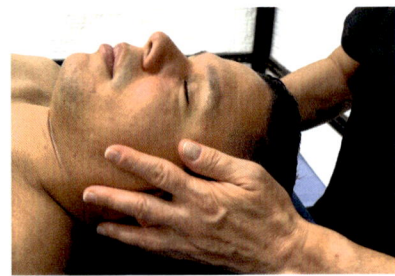

Foto 9. Normalización de los bloqueos
del cuerpo calloso

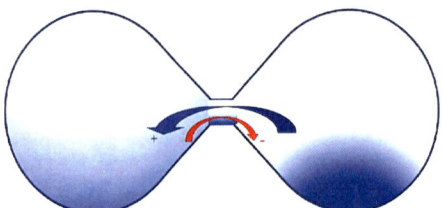

Figura 15. Conexión interhemisférica
a través del cuerpo calloso

4.1.4. TRATAMIENTO DEL HIPOTÁLAMO

El hipotálamo es una pequeña región anatómica del diencéfalo (no supone más que el 1% de la masa encefálica, pero que es majestuosamente importante), y se localiza debajo del tálamo.

Hacia abajo el hipotálamo se conecta con la glándula hipófisis a través del tallo hipofisario.

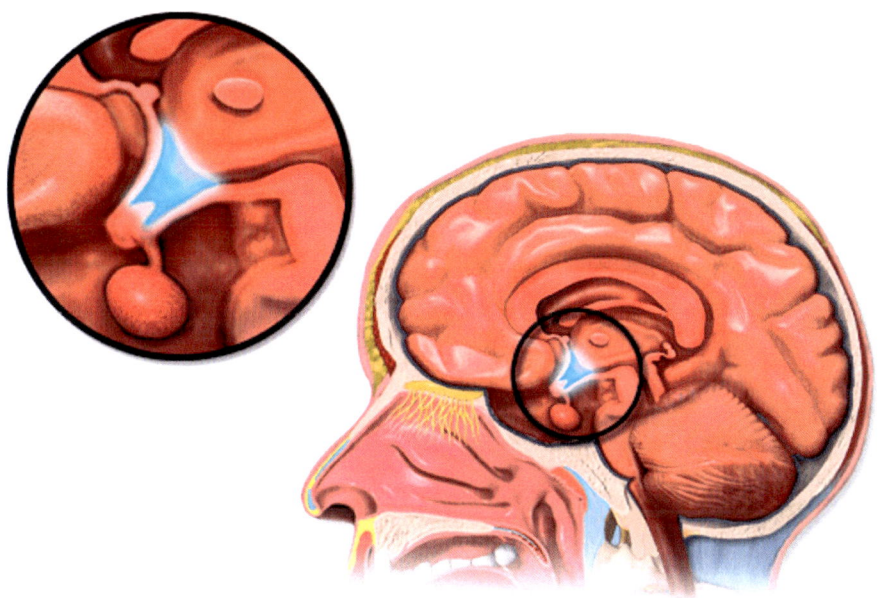

Figura 16. El hipotálamo

El hipotálamo es una de las partes más ocupadas del cerebro, y está principalmente relacionado con la homeostasis.

El hipotálamo es responsable de la regulación del hambre, sed, respuesta al dolor, niveles de placer, satisfacción sexual, ira y comportamiento agresivo, entre otras cosas. También regula el funcionamiento de los sistemas nerviosos simpático y parasimpático, lo cual significa que regula cosas como el pulso, la presión sanguínea, la respiración, y la activación fisiológica en respuesta a circunstancias emocionales. Produce **oxitocina** (núcleos paraventricular y supraóptico del hipotálamo), que es liberada a la circulación a través de la neurohipófisis (hipófisis posterior).

El hipotálamo recibe entradas desde el nervio vago, desde la formación reticular en el tronco cerebral, desde el nervio óptico, desde neuronas no usuales que forran los ventrículos, recibe información sobre los contenidos del fluido cerebroespinal, y desde otras partes del sistema límbico y desde los nervios olfatorio. También tiene algunos receptores propios, que le proveen información sobre el balance iónico y la temperatura de la sangre.

El hipotálamo envía instrucciones al resto del cuerpo de dos formas. La primera de ellas es hacia el sistema nervioso autonómo. La otra forma en la que el hipotálamo controla las cosas es mediante la glándula pituitaria.

El hipotálamo tiene un significado especial para la conducta emocional, y el osteópata debe tenerlo en cuenta, ya que como lo dijo Stellar (1954), *"Es la vía final común"* para la expresión emocional.

Liberación energética del Hipotálamo

Paciente en decúbito supino, con las rodillas en ligera flexión. El osteópata en sedestación, a la cabecera del paciente. Situamos ambas manos sobre el espacio comprendido entre las sienes y la parte anterior de las orejas del paciente.

El primer paso consiste en conectarnos con el Hipotálamo del paciente. Realizamos la visualización del Hipotálamo.

Comenzamos a transmitir energía, concentrándonos y visualizando el flujo de la energía del color que cada osteópata relacione más con el amor puro. La liberación del Hipotálamo se realiza de dos maneras:

1. Físicamente: mediante una sensación de calor que envuelve nuestra mano y el área tratada.
2. El paciente tiembla, fascicula y/o entra en un estado de catarsis o proceso de purificación de nuestros sentimientos y emociones negativas.

Nota: tanto el osteópata como el paciente pueden sentir durante la realización de la técnica: calor, frío, una corriente eléctrica, hormigueo u otras sensaciones durante el proceso. Las sensaciones pueden ser obvias, sutiles o imperceptibles.

La liberación energética es algo que el osteópata permite, no es algo que hacemos. Para prevenir que nuestro sistema se agote de energía debemos permitir que esta fluya a través de nosotros en vez de a través de mi. Así nos sentiremos con más energía en lugar de vacíos.

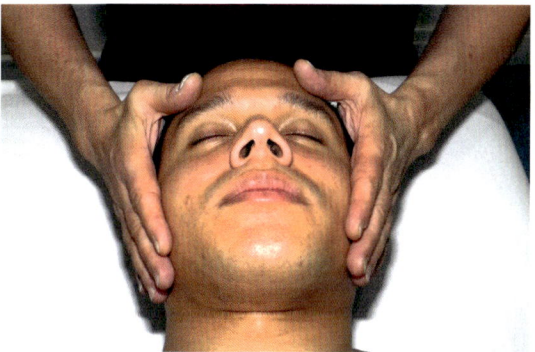

Foto 10. Liberación energética del hipotálamo

Observaciones: es esencial corregir las lesiones descubiertas al nivel de la SEB. El osteópata debe adaptarse con arreglo a lo que encuentra en su paciente. Es importante normalizar estas disfunciones para un rendimiento óptimo hipotálamo-hipofisario.

Técnica de normalización estructural para el hipotálamo

El tratamiento recomendado para equilibrar estructuralmente el hipotálamo es una técnica osteopática suave.

Paciente en decúbito supino. El osteópata en sedestación a la cabecera del paciente, con una mano sobre la protuberancia del occipital y la otra apoyando la eminencia hipotenar en el entrecejo (glabela).

Visualizamos el área a trabajar, el hipotálamo, y realizamos una ligera presión entre la glabela y la protuberancia occipital durante la fase de inspiración del MRP y aflojamos durante la fase de espiración del MRP.

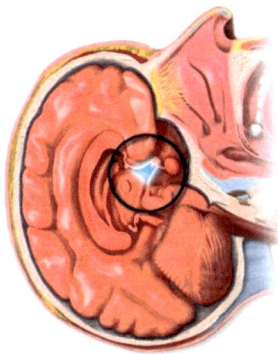

Figura 17. Visualización del hipotálamo y de la acción terapéutica sobre él

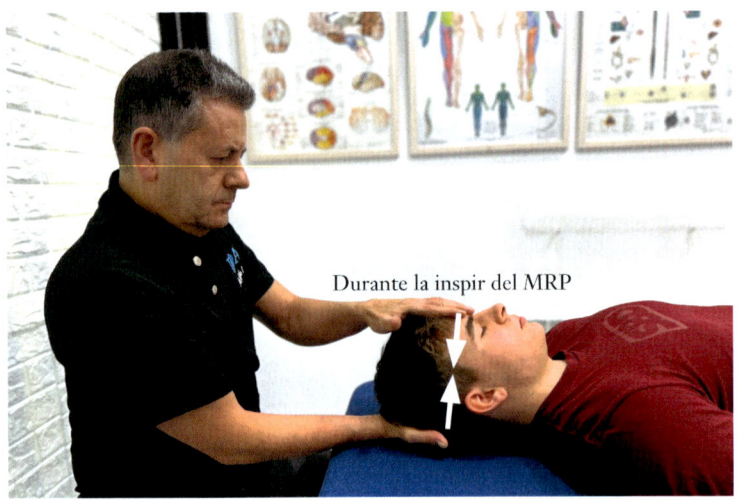

Durante la inspir del MRP

Foto 11. Normalización estructural del hipotálamo

Técnica de estimulación hipotálamo-hipofisaria, versión liquidiana

La finalidad es estimular el eje hipotálamo-hipofisario mediante la intermedicación de los líquidos intracraneales mediante una técnica de V spread.

Paciente en decúbito supino, y el osteópata de pie a la cabecera del paciente, con el índice enguantado de su mano dominante, intrabucal, al nivel de la sutura intermaxilar, en la unión de los palatinos. La otra mano se sitúa, para la evaluación liquidiana, plana sobre el vertex. Para la técnica, el osteópata sitúa la pulpa de sus dedos reagrupados en el lugar donde recibió el impulso liquidiano inducido por el índice intrabucal, generalmente en la región del bregma.

En un primer tiempo, aplicamos una presión ligera sobre la sutura intermaxilar con el fin de inducir un impulso liquidiano hacia la coronilla y determinar el lugar donde la técnica será ejecutada.

En segundo lugar, aplicamos una ligera presión al nivel del vértex sobre el lugar dónde recibió el primer impulso. Por esta presión, procura inducir un movimiento de los líquidos hacia los palatinos pasando por la silla turca. Este movimiento liquidiano estimula la movilidad de la hipófisis y del hipotálamo hasta la liberación de sus tensiones, lo que tiene como consecuencia una sensación de bombeo líquido entre ambos puntos, en un movimiento amplio y armonioso.

Nota: es necesario remarcar que las siguientes estructuras deben ser liberadas antes de realizar esta técnica: maxilar superior, palatinos, etmoides, vomer, SEB.

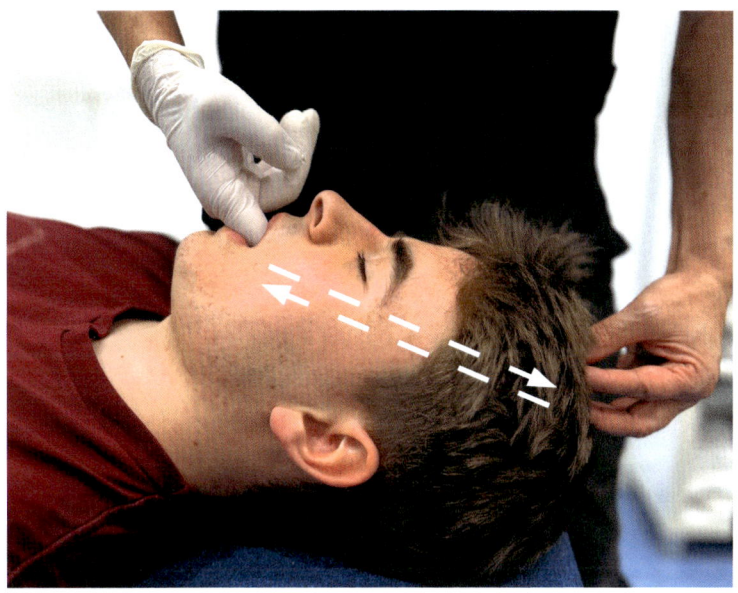

Foto 12. Estimulación hipotálamo-hipofisaria, versión liquidiana

4.1.5. TRATAMIENTO DEL TALLO CEREBRAL

Compuesto, de caudal a craneal, por el bulbo raquídeo, la protuberancia anular o puente de Varolio y por el mesencéfalo.

Las principales características del tallo cerebral son:

- Está diseñado para manejar la supervivencia desde un sistema binario: **huir o pelear.**
- Control de la vida instintiva. Se encarga de autorregular el organismo.
- Conductas inconscientes, automáticas y programadas: preservación de la especie y cambios fisiológicos necesarios para la supervivencia. **Es un tipo de conducta muy resistente al cambio.**
- Impulso por la supervivencia: comer, beber, temperatura corporal, sexo, territorialidad, necesidad de cobijo, de protección.
- Es pura **impulsividad.**

- Aceptación o rechazo. Que tienen que ver con el hacer y el actuar, lo cual incluye: las rutinas, los hábitos, la territorialidad, el espacio vital, condicionamiento, adicciones, rituales, ritmos, imitaciones, inhibiciones y seguridad.
- Es sobre todo como un guardián de la vida. Es nuestro **agente avisador de peligros** para el cuerpo en general.
- Las adicciones son muy poderosas, tanto a algo como a alguien o a una forma de actuar.
- Es una herencia de los períodos cavernarios, donde la supervivencia era lo esencial.
- Es una parte donde se graba, se aloja y se desarrolla el **Trauma Psicológico**, aquello que determina la mayoría de miedos y fobias.
- Está lleno de **memorias ancestrales.**
- Controla todas las funciones necesarias para que el cuerpo esté vivo, como la respiración, la digestión de alimentos, la circulación y presión sanguínea, el ritmo cardíaco y el **control del sueño.**
- **Coordinación de la actividad de los nervios trigémino, facial e hipogloso.** Como resultado, nos permite que llevemos a cabo correctos movimientos de la mandíbula, labios y lengua, para poder masticar y comer.
- Control de los pares craneales III a XII.
- Es responsable de:
  - El comportamiento obsesivo-compulsivo.
  - Rituales personales diarios y actos supersticiosos.
  - Conformidad a las viejas formas de hacer las cosas.
  - Recreaciones ceremoniales.
  - Obediencia sin precedentes, tanto en asuntos legales, religiosos, culturales u otros.

Tienen relación con situaciones de **"atrapar el bocado"** (ya sea en sentido real o imaginario). Esto implica todo aquello que queremos para nosotros, y creemos que nos es indispensable para la supervivencia: una casa, un coche, un buen trabajo, una pareja, dinero... va a repercutir sobre el tallo cerebral.

Observaciones: el control de la vigilia se realiza en el tronco del encéfalo, mientras que el control del sueño REM se realiza en la protuberancia anular.

Liberación de la relación tallo cerebral-lóbulos prefrontales

Paciente en decúbito supino, y el osteópata sentado a la cabecera del paciente. Posicionamos los dedos 2º a 4º de una mano sobre la proyección del tallo cerebral sobre el occipital, un poco por arriba y abajo de inion. La otra mano la posicionamos sobre el hueso frontal, visualizando a la corteza prefrontal.

Valoramos la reacción en cada área de nuestra mano occipital:

– Dedo índice: bulbo raquídeo
– Dedos mayor y anular: protuberancia anular
– Dedo meñique: mesencéfalo

Visualizamos la relación entre la corteza prefrontal y el área o las áreas de mayor actividad del tallo cerebral hasta percibir la liberación tisular. Esta técnica requiere un alto grado de concentración y visualización entre ambas áreas.

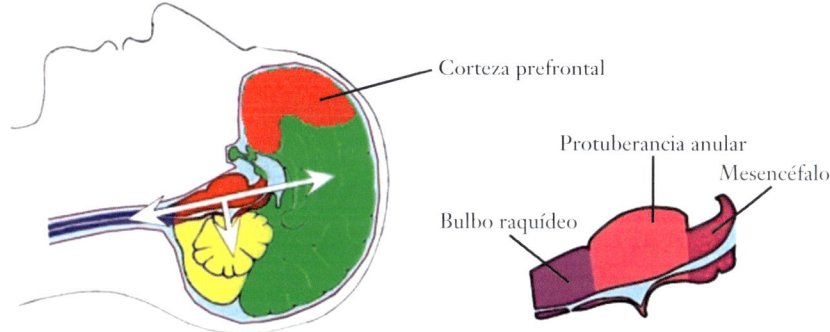

Figura 18. Visualización del tallo cerebral-corteza prefrontal

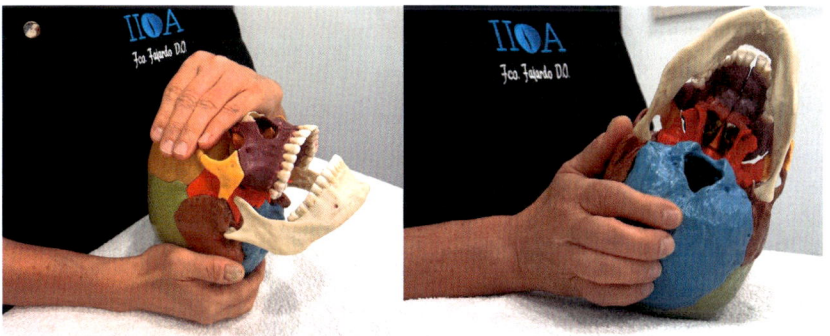

Foto 13. Liberación de la relación tallo cerebral-lóbulos prefrontales

4.1.6. TRATAMIENTO DE LA VÍA DE CONTROL NEURAL DE LA SÍNTESIS DE MELATONINA PINEAL

Esta vía comprende el circuito neuronal siguiente: retina, tracto retinohipotalámico (TRH), núcleo supraquiasmático (NSQ), hipotálamo periventricular, columna intermediolateral torácica de la médula espinal (CIL), ganglio cervical superior (GCS), nervios carotídeos internos, glándula pineal y producción de melatonina en la glándula pineal. Ver figura 2, página 32 y figura 19.

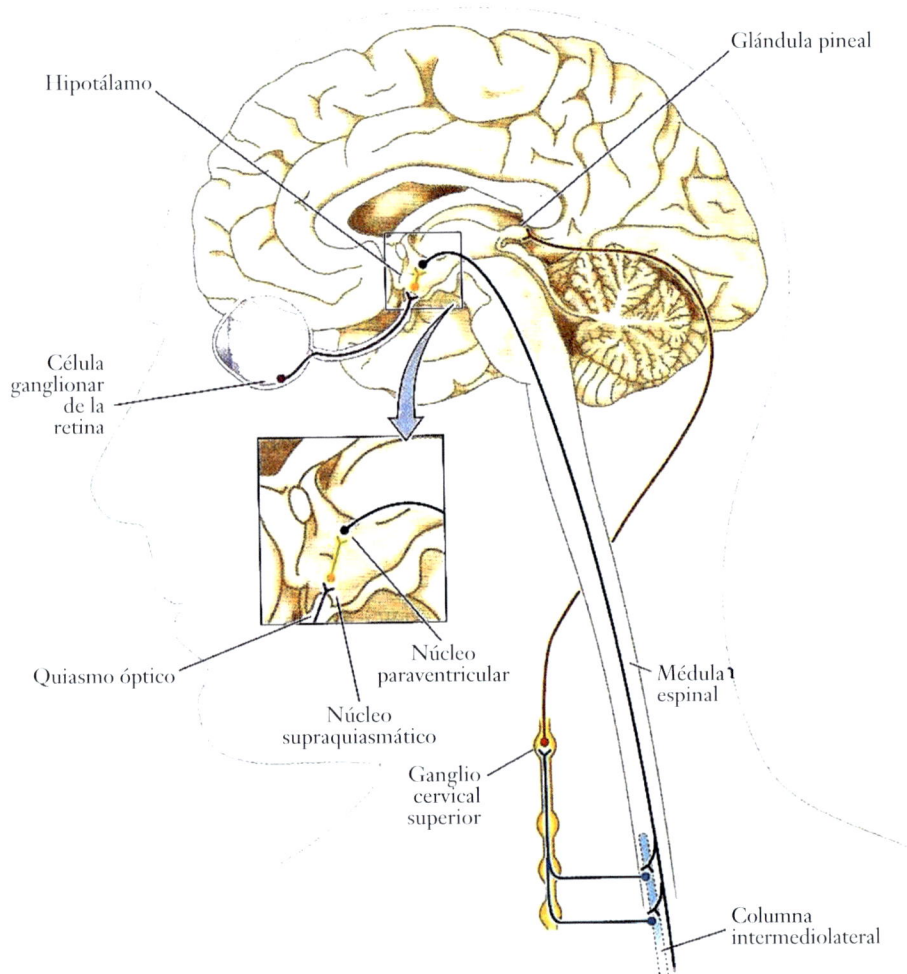

Figura 19. Vía de control neural de producción de melatonina pineal

Inhibición del ganglio cervical superior

Nota: la estimulación del ganglio cervical superior inhibe la función epifisaria, afectando a esta vía neural cuya función final es la producción de melatonina por la glandula pineal. Antes de realizar cualquier otra técnica sobre esta vía neural de producción de melatonina, debemos inhibir al GCS.

Paciente en decúbito supino. El osteópata sentado a la cabecera del paciente. Posicionamos los dedos índice o mayor de cada mano sobre la proyección de los GCS, a la altura de C1-C2. Realizamos una presión en dirección anterior y oblicua hacia los ojos del paciente, la cual mantenemos durante 90 segundos. Una vez finalizada la técnica separamos los contactos de manera suave, evitando vibraciones y la retirada brusca de los dedos.

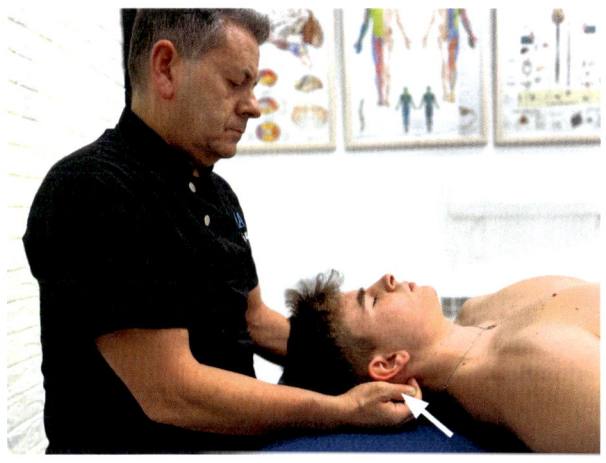

Foto 14. Inhibición del ganglio cervical superior

Liberación del tracto retino-hipotálamico

Posicionamos los dedos índice y anular de la mano craneal sobre los ojos, visualizando la fóvea (punto focal central de la retina. La mayor precisión visual y casi toda la visión del color proviene de la fóvea). Y el dedo mayor o anular de la mano caudal sobre la glabela (proyección del hipotálamo), visualizando el ganglio supraquiasmático, el cual es inferocentral en el hipotálamo. Tenemos dos NSQ, y ambos se sitúan en cada hemisferio cerebral, posteriores y más arriba que el quiasma óptico.

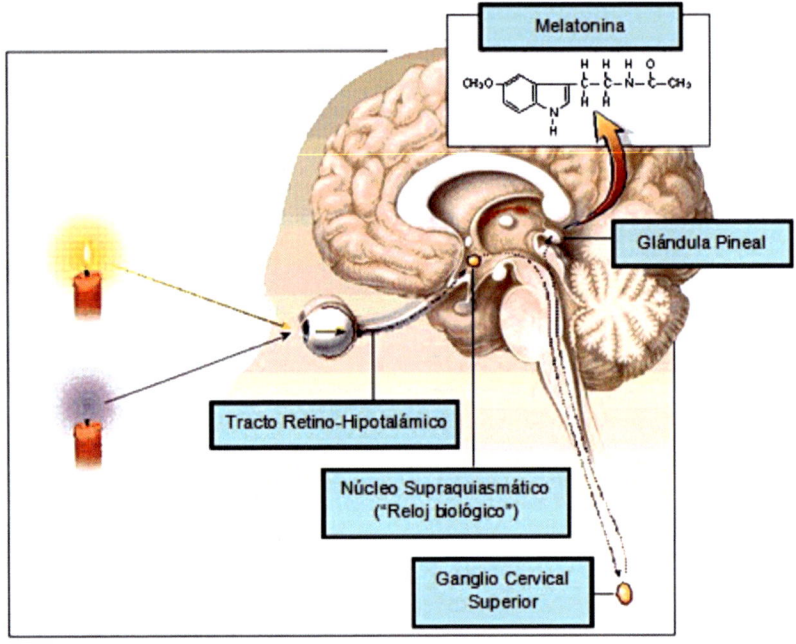

Figura 20. Visualización del tracto retino-hipotalámico

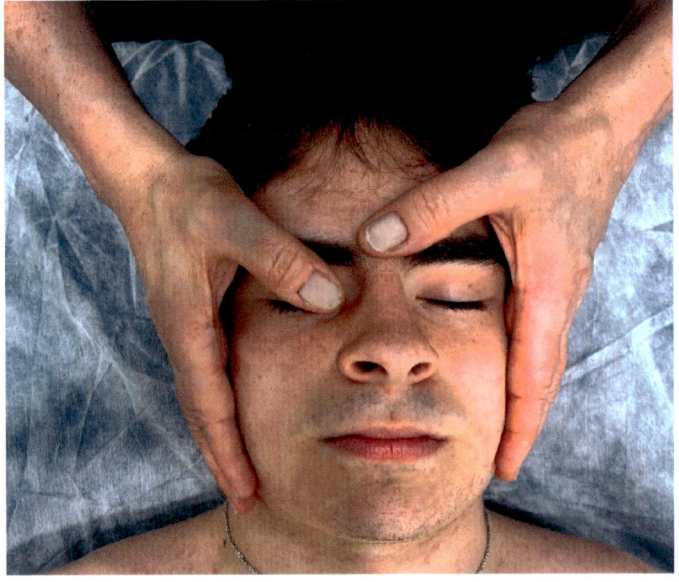

Foto 15. Liberación del tracto retino-hipotalámico

4.1.7. TRATAMIENTO DEL PLEXO CARDÍACO

El plexo cardíaco está formado por los nervios simpáticos procedentes de los ganglios cervicales superior (95 %), medio (73 %) e inferior o cervicotorácico (24 %), así como de los ganglios T1 a T5. Por otra parte, el nervio vago y su contraparte, el nervio laríngeo recurrente, suministran al plexo cardíaco nervios cardíacos parasimpáticos.

La parte superficial del plexo cardíaco se encuentra debajo del arco aórtico, frente a la arteria pulmonar derecha. La parte profunda del plexo cardíaco está situada frente a la bifurcación traqueal por encima del punto de división del tronco pulmonar (carina) y detrás del arco aórtico.

Realizamos el tratamiento en relación psicobiológica con la corteza prefrontal.

El paciente en decúbito supino. El osteópata sentado junto al paciente, del lado derecho si es diestro y del lado izquierdo si es zurdo. Situamos nuestra mano craneal sobre el área prefrontal del paciente, visualizando la corteza prefrontal; y la mano caudal sobre la proyección del plexo cardíaco, entre la 1ª a 3ª costillas, centrados sobre el esternón. Visualizamos la relación entre ambas áreas. Las dejamos posicionarse en sus movimientos facilitados hasta percibir la liberación.

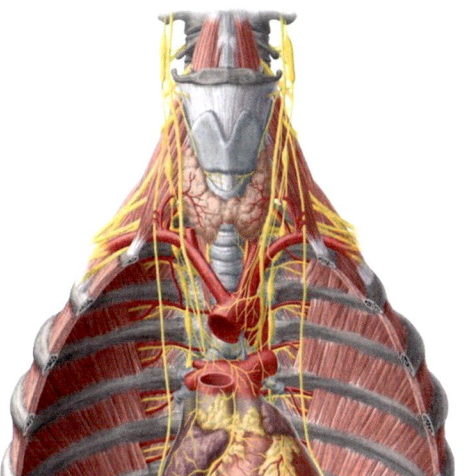

Figura 21. Visualización del plexo cardíaco

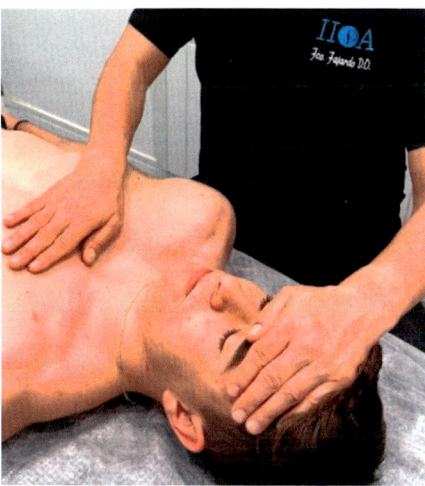

Foto 16. Tratamiento del plexo cardíaco

4.1.8. TRATAMIENTO DEL PLEXO SOLAR

Realizamos el tratamiento en relación psicobiológica con la corteza prefrontal.

El paciente en decúbito supino. El osteópata sentado junto al paciente, del lado derecho si es diestro y del lado izquierdo si es zurdo. Situamos nuestra mano craneal sobre el área prefrontal del paciente, visualizando la corteza prefrontal; y la mano caudal sobre la proyección del plexo solar. Visualizamos la relación entre ambas áreas. Las dejamos posicionarse en sus movimientos facilitados hasta percibir la liberación.

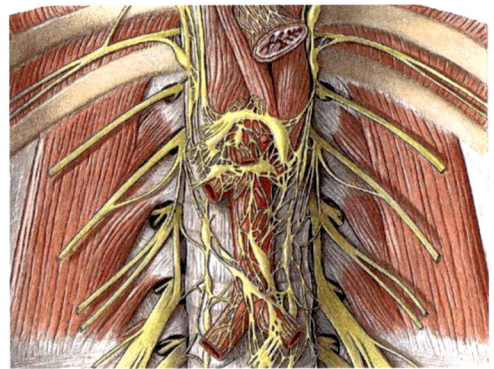

Figura 22. Visualización del plexo solar

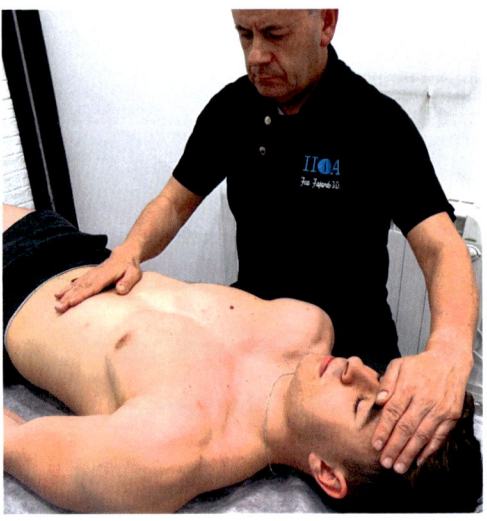

Foto 17. Tratamiento del plexo solar

4.1.9. TRATAMIENTO DEL CORAZÓN-PERICARDIO

Realizamos el tratamiento en relación psicobiológica con la corteza prefrontal.

El paciente en decúbito supino. El osteópata sentado junto al paciente, del lado derecho si es diestro y del lado izquierdo si es zurdo. Situamos nuestra mano craneal sobre el área prefrontal del paciente, visualizando la corteza prefrontal; y la mano caudal sobre la proyección del corazón, entre la 3ª y 6ª costilla. Visualizamos la relación entre ambas áreas. Las dejamos posicionarse en sus movimientos facilitados hasta percibir la liberación.

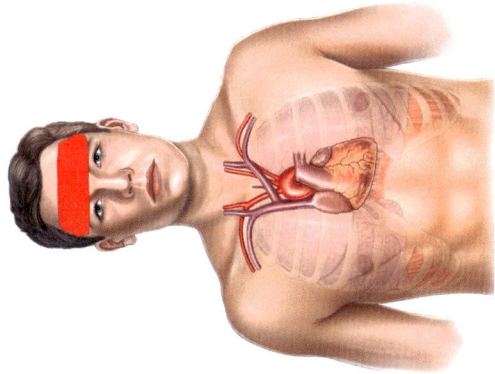

Figura 23. Visualización del corazón-pericardio y su relación con la corteza prefrontal

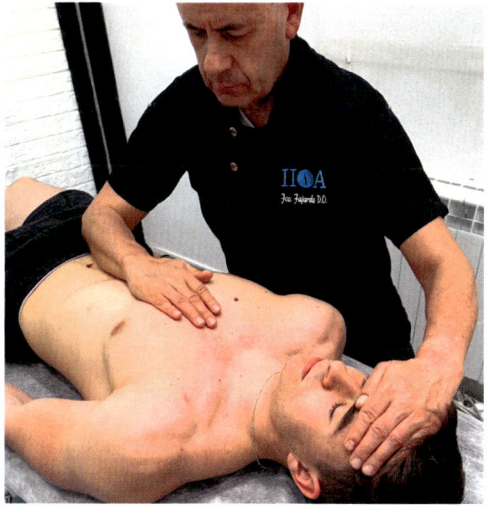

Foto 18. Tratamiento del corazón-pericardio

4.1.10. TRATAMIENTO DEL HÍGADO

Realizamos el tratamiento en relación psicobiológica con la corteza prefrontal.

El paciente en decúbito supino. El osteópata sentado junto al paciente, del lado derecho. Situamos nuestra mano craneal sobre el área prefrontal del paciente, visualizando la corteza prefrontal; y la mano caudal sobre la proyección del hígado, por debajo de la 6ª costilla en la derecha. Visualizamos la relación entre ambas áreas. Las dejamos posicionarse en sus movimientos facilitados hasta percibir la liberación.

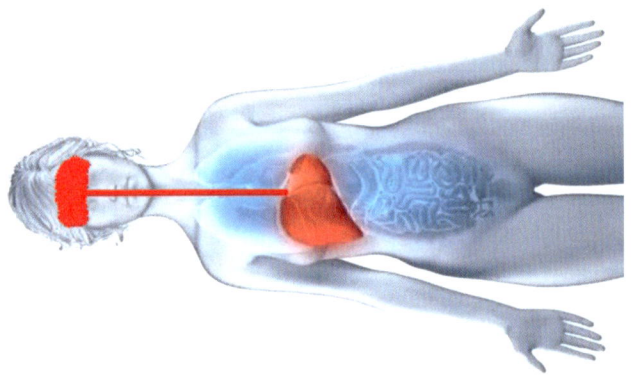

Figura 24. Visualización del hígado y su relación con la corteza prefrontal

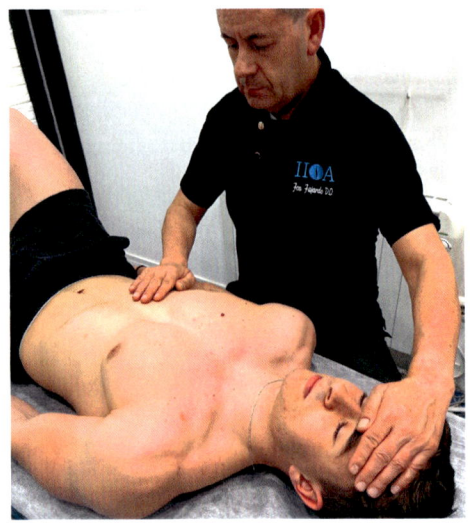

Foto 19. Tratamiento del hígado

4.2. TÉCNICAS RESPIRATORIAS PARA CONCILIAR EL SUEÑO

4.2.1. BENEFICIOS DE LAS TÉCNICAS RESPIRATORIAS

Respiramos poco y mal

Respiramos unas veinte mil veces al día, pero respiramos mal, a menudo sin saberlo. *"Como sociedad respiramos con un 30 % de nuestras capacidades, es curioso de ver; los bebés tienen una respiración larga, respiran por la barriga, es una respiración abdominal y con el diafragma, que es donde hay más rendimiento para absorber energía y oxígeno".* Los adultos respiran más por la parte alta de la caja torácica, que es donde hay menos rendimiento respiratorio, ya que las tensiones se acumulan en la zona abdominal e impiden que respiremos como lo hacen los bebés, libres de preocupaciones.

"No respiramos mal porque sí, tenemos poca conciencia respiratoria y respiramos como podemos, para sobrevivir, es una respiración de subsistencia; la otra forma sería respirar más profundamente, para vivir mejor, de forma consciente. En el yoga vemos que así puede cambiar el estado de ánimo, puedes afrontar los problemas sin involucrarte mentalmente en cada situación como si fuese lo último que te tiene que pasar en la vida", afirma el profesor de yoga Xabier Punsola.

Entender y dirigir mejor las técnicas de respiración

La neurociencia hace mucho tiempo que está estudiando las bases neurales de la respiración, analizando qué sucede en el sistema nervioso y las neuronas cuando respiramos. Hace mucho tiempo que ya se conoce que el **control básico de la respiración se produce en el tronco del encéfalo**, donde se controlan todas las funciones vitales claves, como el ritmo cardíaco, la respiración o el control de muchas de las funciones fisiológicas. Por esta razón, una lesión grave en el tronco del encéfalo puede provocar la muerte inmediata.

La respiración es por tanto una función inconsciente que nos dice mucho sobre el estado mental. En momentos de estrés y angustia, la respiración es corta y acelerada, en momentos de relajación, de paz y tranquilidad, se afina y se hace larga y profunda. Ahora se ha visto que cuando respiramos profundamente cambia la respiración y cambia la actividad en la corteza del cerebro.

Una razón científica de peso para entender por qué con técnicas orientadas a controlar la respiración podemos aprender a controlar mejor las emociones, la concentración, la capacidad de memorizar y tener un sueño más reparador.

Respiración consciente

Por primera vez, una investigación médica, publicada en la prestigiosa revista *Journal Neurophysiology*, acaba de avalar científicamente que el cerebro reacciona de forma distinta cuando cambiamos voluntariamente la manera de respirar, porque la actividad cerebral cambia si respiramos profundamente o si bien lo hacemos sin más, de forma automática.

4.2.2. TÉCNICA DE RESPIRACIÓN 4-7-8

La doctora en fisioterapia Jo Gibson la llama la técnica "4-7-8" y consiste en inhalar durante 4 segundos, contener la respiración durante 7 segundos y luego exhalar durante 8 segundos. *"Cuando estés respirando, vas a inhalar suavemente y de forma natural a través de la nariz, contando hasta 4 segundos. Después tienes que aguantar la respiración durante siete segundos"*, explica Jo.

Cuando vayas a exhalar, debes expulsar todo el aire de tus pulmones durante ocho segundos. Es importante realizar un sonido fuerte, por lo que es una técnica bastante dura, y a veces es posible que no llegues a los 8 segundos. Pero no te preocupes, porque *"cuantas más veces hagas esta técnica de respiración para dormir, más fácil será llegar hasta ahí"*, dice.

Jo aconseja que para realizar estos ejercicios para dormir, lo mejor es acostarse boca arriba, incluso si normalmente duermes de lado, para obtener todos sus beneficios. *"Comienza haciéndolos probablemente de 2 a 4 repeticiones, pero eventualmente llegarás tal vez a 8"*, dice. *"Cuando haces esta técnica de respiración para dormir, al principio puede ser difícil dominar ese patrón de 4-7-8, pero con el tiempo te darás cuenta de que realmente te será realmente útil para conciliar el sueño de una forma más rápida"*.

4.2.3. TÉCNICA DE RESPIRACIÓN PARA ACTIVAR EL NERVIO VAGO

Paciente en decúbito supino, con las rodillas y cabeza en ligera flexión. Le solicitamos que inspire lenta y profundamente por la nariz durante 4 segundos intentando llenar los pulmones y observando como el abdomen sale hacia fuera. Mantiene esta posición durante 6 segundos en apnea. A continuación espira por la boca (con los labios como si quisiéramos apagar una vela) lentamente durante 4 segundos, mientras el abdomen se mete hacia dentro. Se repite 5 veces.

Al respirar profundamente, rítmicamente contrayendo y expandiendo el abdomen, estamos enviando señales de paz a los nervios entéricos del abdomen, reduciendo su excitación. Es como si estuviéramos cantando una canción de cuna, meciendo la cuna, muy suavemente.

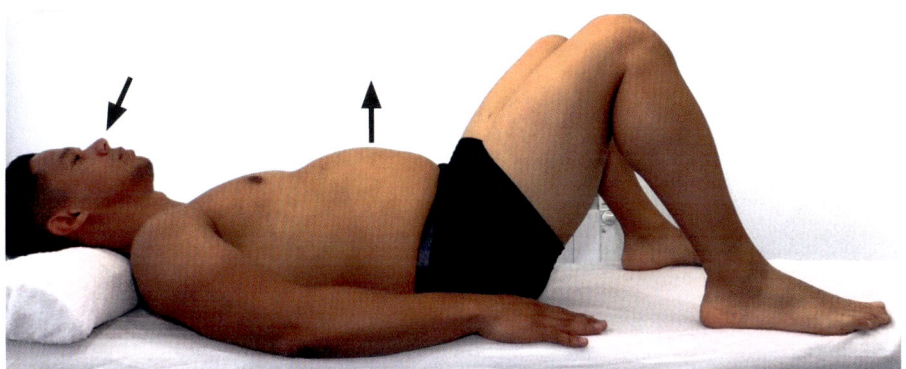

Foto 20. Técnica respiratoria para activar el nervio vago. Fase de inspiración

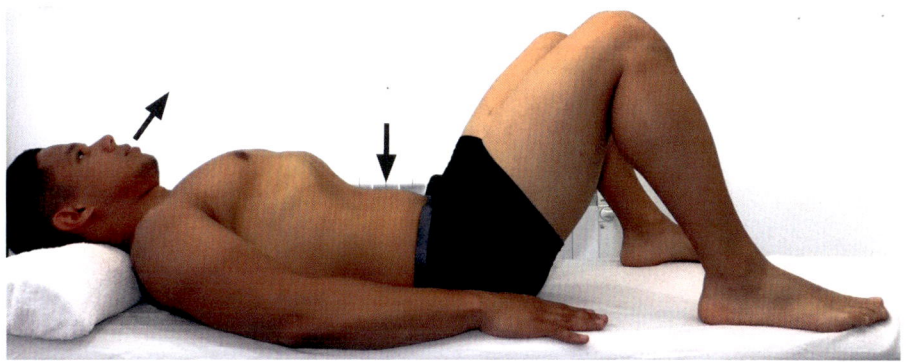

Foto 21. Técnica respiratoria para activar el nervio vago. Fase de espiración

Este ejercicio respiratorio activa el nervio vago, con todos los beneficios que esto supone, ya que se opone a la simpaticotonía presente en todos los trastornos del sueño.

Este ejercicio podemos realizarlo varias veces al día para bajar la simpaticotonía presente en el 80 % de las personas.

Como ya hemos comentado anteriormente, el nervio vago une nuestros dos cerebros: el alojado en la caja craneal y el alojado en nuestras vísceras (sistema nervioso entérico). Además el complejo vagal es el responsable del equilibrio emocional.

Para calmar la mente rápidamente y ayudarnos a entrar en estados más profundos, empezando por pasar de un estado de actividad cerebral BETA a estados ALFA, hemos de trabajar lo que se conoce como el nervio "vago". Este nervio craneal es el que pone en comunicación el diafragma con el cerebro, entre psique y soma o soma y psique y transmite nerviosismo o sosiego, ira o calma.

Otras maneras de estimular el nervio vago son:

- Aguantar la respiración.
- Colocar un paño húmedo y fresco sobre la cara.
- Presionar fuertemente sobre los ojos (compresión de los globos oculares).
- Beber un vaso de agua fría rápidamente.
- Acostarse sobre una superficie inclinada, con la cabeza hacia abajo.
- Contraer el abdomen como si se fuera a recibir un golpe en el estómago.
- Inspirar profundamente hinchando el vientre (es la mejor forma de estimular el nervio vago, al oxigenar la sangre).

BIBLIOGRAFÍA

FRANCISCO FAJARDO.
Cuadernos de osteopatía. Libro 8, La osteopatía visceral.
El síndrome premestrual. Las amenorreas. El sistema nervioso autónomo.
La cavidad torácica. Editorial Dilema, 2008.

FRANCISCO FAJARDO.
Cuadernos de osteopatía. Libro 9, Dolor abdominal agudo-La cavidad
abdominal. Editorial Dilema, 2008.

FRANCISCO FAJARDO.
Dime qué comes y te diré de qué enfermarás. Editorial Dilema. 2008.

FRANCISCO FAJARDO.
Cuadernos de osteopatía. Libro 10, La osteopatía craneal -Tratamiento
de las membranas. Editorial Dilema, 2009.

FRANCISCO FAJARDO.
Tratado integral de osteopatía pediátrica. Editorial Dilema. 2010.

FRANCISCO FAJARDO.
Cuadernos de osteopatía. Libro 11, La ATM-El temporal-Patología
de los pares craneales. Editorial Dilema, 2011.

FRANCISCO FAJARDO.
Cuadernos de osteopatía. Libro 12, El paladar duro. Oftalmología
y osteopatía. Protocolos de actuación en osteopatía cráneo-sacra.
Editorial Dilema, 2011.

FRANCISCO FAJARDO.
La osteopatía fascial. Editorial Dilema, 2012.

FRANCISCO FAJARDO.
La osteopatía somato-emocional. Editorial Dilema, 2012.

FRANCISCO FAJARDO.
Los trastornos del sueño y su curación mediante la osteopatía.
Still-Sutherland Editores, 2013.

FRANCISCO FAJARDO.
Osteopatía psicobiológica. Editorial Dilema, 2019.

JEAN PIERRE BARRAL.
Comprender los mensajes de nuestro cuerpo. Urano, 2009.

JEAN PIERRE BARRAL-ALAIN CROIBIER.
Manipulaciones de los nervios craneales. Elsevier-Masson, 2009.

MONTSERRAT GASCÓN.
Viva el pericardio libre. Osteopatía Bioenergética Celular, 2007.

CLAUDE BOCHURBERG.
Une aproche ostéopathique de l'angoisse. Maloine Editeur. 1988.
Revista OSTÉOPATHIE. Nº 35 - Francia.

NATHALIE CAMIRAND.
Dysfonctions glandulaires et nerveuses. Maloine, 2011.

STELLA WELLER.
20 Téchniques de respiration pour évacuer stress, fatigue et anxiété.
Éditions Véga. 1999.

http://personal.telefonica.terra.es/web/psico/dsmiv/dsmiv13. html

http://es.wikipedia.org/wiki/Trastorno_del_sue%C3%B1o

http://www.msd.es/publicaciones/mmerck_hogar/seccion_06/
seccion_06_064.html

http://es.wikipedia.org/wiki/Disomnia

http://www.semods.es/funciones_sueno.html

http://www.proyectopv.org/2-verdad/suenoirresist.htm

http://osteopathie.comprendrechoisir.com/comprendre/osteopathie-
sommeil

http://qualita.ca/indications-de-losteopathie/
1%E2%80%99osteopathie-et-les-troubles-du-sommeil/

http://bioadn.jimdo.com/el-coraz%C3%B3n-y-el-pericardio/

http://www.saborysalud.com/content/articles/15/1/Empleode-la-Medicina-Tradicional-China-en-trastornos-delsueno/Page1.html

http://es.wikipedia.org/wiki/Puente_troncoencef%C3%A1lico

http://www.ehowenespanol.com/mejores-fuentes-naturales-estrogeno-mujeres-posmenopausicas-lista_118166/

http://www.saludymedicinas.com.mx/centros-de-salud/insomnio/articulos-relacionados/las-hormonas-sexuales-influyenen-el-sueno.html

http://www.masmasculino.com/salud/deficit-testosterona.html

http://www.lineaysalud.com/sexo-y-salud/177-10-consejospara-aumentar-la-testosterona.html

http://cochedelainformacion.blogspot.com.es/2012/08/efectossecundarios-de-testosterona.html

http://www.ehowenespanol.com/efectos-secundarios-testosterona-sintetica-sobre_96782/

http://www.nowloss.com/formas-para-aumentar-naturalmente-tus-niveles-de-testosterona-sin-usar-esteroides.htm

http://www.keckmedicalcenterofusc.org/condition/document/124806

http://www.saludplena.com/index.php/contraindicacionesdel-jugo-de-pomelo-con-medicamentos/

http://www.vivirsalud.com/2007/05/03/jugo-de-pomelo-ymedicamentos-complicada-combinacion

http://my.clevelandclinic.org/es_/disorders/sleep_disorders/hic_drug_and_alcohol_related_sleep_disorders.aspx

http://www.enbuenasmanos.com/articulos/muestra.asp?art=1779

http://es.wikipedia.org/wiki/Serotonina

http://www.sanaia.es/contenidos%20RADIESTESIA/radiestesia%205%20Las%20redes%20teluricas.html

http://www.hogarsanoynatural.org/geobiodoshsn.html

http://www.kirlian-bioenergia.com.ar/dormir.htm

http://www.salvadorsuarez.es/index/Articulos/hartman.htm

http://avanc4draft.wordpress.com/pagina-inicial/04-radiaciones/lineas-curry/

http://www.enciclopediasalud.com/categorias/sueno-y-descanso/articulos/que-es-la-higiene-del-sueno

http://www20.gencat.cat/portal/site/canalsalut/

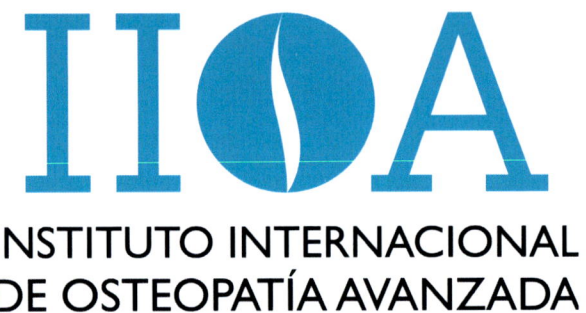

CURSOS PROFESIONALES DE OSTEOPATÍA

Director: Francisco Fajardo, D.O. M.O.C.O.E.

Sedes:
IIOA Donostia
Paseo Duque de Mandas, 30 - Bajo
20012 Donostia (Guipúzkoa)
Tel.: 943 420 458

IIOA Barcelona
Calle del Rosellón, 518 - local
08026 Barcelona
Tel.: 640 368 492

www.institutoioa.com

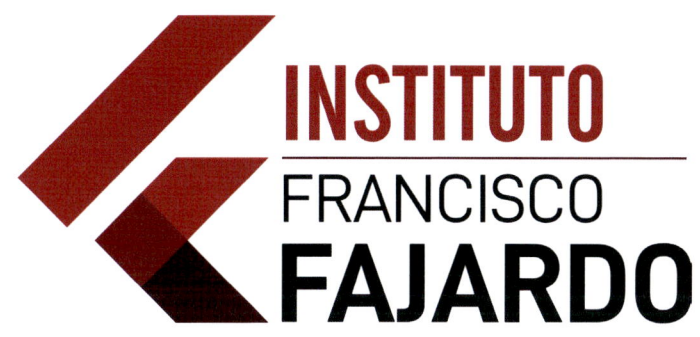

FORMACIONES AVANZADAS DE OSTEOPATÍA

POSGRADO Y MÁSTER

Formaciones en cualquier país del mundo

Director: Francisco Fajardo, D.O. M.O.C.O.E.

Tel.: 943 420 458

instituto@franciscofajardo.es
www.franciscofajardo.es